선생님, 양악수술 해야할까요?
깐깐한 구강외과 김기정의 양악수술 설명서

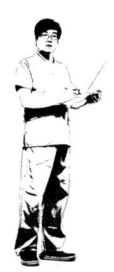

머리말

심야식당의 셰프 같은 의사

하루 종일 정신이 없다. 오전에 힘든 수술이 겹쳐 있어 수술을 마치고 나니 어느새 점심시간이 끝날 무렵이다. 높은 집중력이 필요한 수술은 오전에 끝내고 싶은데 어쩌다 보면 그러기가 쉽지 않다. 사람의 생명을 다루는 일, 사람의 얼굴을 다루는 일은 쉽지 않다. 갈수록 책임감이 커지니 때로는 힘겹다. 간혹 수술 후 충분히 회복되지도 않은 환자에게 생각했던 것만큼 만족스럽지 않다는 이야기라도 들을라치면 마음이 힘들어진다.

경황없이 바쁜 한 주를 보내고 주말 저녁 친구와 술 한잔을 기울이다 언젠가 작은 식당을 하나 내고 싶다고 했더니 친구가 내가 생각하는 콘셉트와 딱 맞는 식당을 소재로 한 만화 『심야식당』을 읽어 보라고 했다. 꽤 인기가 있어 드라마로도 제작되었다더니 역시 재미있었다. 심야식당은 밤 열두시에 문을 열고 아침 일곱시에 문을 닫는 작은 식당이다. 메뉴에 없어도 손님이 주문하면 재료가 있는 한 음식을 만들어 주고 잔술을 판다. 밤에 문을 여는 만큼 집에 가도 반길 이 없는 외로운 싱글이나 사연이 있는 술집 종업원, 화려해 보이지만 사실은 외로운 배우 등 저마다 상처가 있고 아픔을 안고 있는 사람들이 찾는다.

피곤하고 노곤할 때 심야식당이 나의 마음에 떠오르는 것은 그곳의 메뉴 때문이 아니라 거기에 담긴 사연들과 그 사연들을 보듬으며 묵묵히 요리하는 셰프 때문이다. 얼굴에 칼자국이 선명한 그는 무표정하고 무뚝뚝하지만 마음만은 몹시 따스한 사람이다.

심야식당의 음식은 버터 밥, 카레, 계란 샌드위치처럼 특별할 것 없는 재료로 만든 흔한 음식이지만 손님의 마음을 어루만져 준다. 손님들은 그 음식을 먹으며 지친 하루를 내려놓고 위로를 받고 때로는 용기를 낸다. 어느 날 문득 양악수술을 하는 의사인 나와 심야식당의 셰프가 닮은 구석이 많다는 생각이 들었다. 병원을 찾아 나와 마주하는 환자와 심야식당의 손님도 마찬가지이지 않을까. 병원을 찾아 진료실에 들어선 환자와 상담을 하다 보면 심야식당을 찾는 그들처럼 위축되어 있고 콤플렉스로 상처받아 힘들어하는 경우를 자주 본다. 환자 대부분이 외모 때문에 자신감을 잃고 콤플렉스를 갖다 보니 자신도 모르게 성격마저 변하더라고 속내를 털어놓는다. 진료실에서 환자와 마주하는 상담 시간은 어떤 수술을 어떻게 할 것인가보다는 환자들의 그런 이야기에 귀를 기울이는 시간이라 무척 소중하다. 그래서인지 가끔은 울먹이는 환자마저 있다. 남들은 대수롭지 않게 던지는 농담에도 고통받고 상처받던 고충을 알아주는 것 같아 저절로 눈물이 난다고 한다.

심야식당을 찾는 손님들이 지친 마음을 치유받는 건 셰프의 요리가 유난히 맛있어서가 아니라 자기 이야기에 관심을 보이고 어려움을 이기고 다시 잘살아 가기를 바라는 마음이 담겨 있기 때문일 게다. 나는 수술실에 들어설 때마다 심야식당의 셰프와 같은 마음이 된다. 얼굴이 예뻐지는 것, 물론 좋다. 하지만 정말 내가 바라는 것은 환자들이 그동안 남모르게 품고 있었을 고충을 함께 나누고 좋은 수술 결과로 그들이 자신감을 되찾아 삶을 원하는 대로 꾸려 가는 것이다.

심야식당의 음식이 소박하지만 맛있듯이 나의 수술은 원칙을 지키지만 환자들이 웃을 수 있는 좋은 결과를 낼 수 있기를, 오늘도 수술실에 들어서며 마음속으로 되새긴다.

2013년 2월 김기정

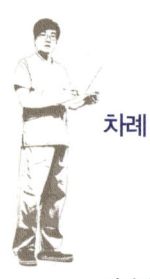

차례

머리말   심야식당의 셰프 같은 의사   **2**

Chapter 1 양악수술에 관한 모든 궁금증

Q 요즘 양악수술, 양악수술 하는데 대체 양악수술이 뭔가요? 그리고 왜 하는 거죠? **13**

Q 양악수술을 검색해 보면 성형외과가 뜨는데, 치과와 성형외과 중 어디에서 해야 하는 수술인가요? **15**

Q 양악수술을 하려는데요, 어떤 병원을 선택해야 안전하고 만족스러운 수술을 할 수 있을까요? **17**

Q 양악수술을 하면 어디가 어떻게 달라지고, 어떤 효과가 있나요? **19**

Q 양악수술을 하면 정말로 얼굴이 작아지나요? 그리고 유난히 볼살이 많은 편인데 더 동그래지지는 않을까요? **21**

Q 코 옆이 움푹 꺼져 있는데 흔히 말하는 귀족수술을 따로 받아야 하나요? 양악수술을 하면 코가 오뚝해진다는 게 사실이에요? **23**

Q 웃을 때 잇몸이 많이 보여 콤플렉스입니다. 양악수술로 잇몸이 보이는 것도 고칠 수 있나요? **25**

Q 그럼 치아교정과 양악수술의 차이점은 무엇인가요? **27**

Q 막상 양악수술을 하려니 부작용이나 합병증은 없는지, 수술 자국이 남는 건 아닌지 걱정됩니다 **29**

Q 양악수술을 받고 다시 턱이 나오거나 들어가며 재발하는 일은 없나요? **31**

Q 혹시 수술 후 결과가 마음에 들지 않거나 재발할 경우 재수술이 가능한가요? **33**

Q 병원마다 다르긴 하겠지만 수술비는 대략 얼마나 드나요? 의료보험의 혜택을 받을 수는 없나요? **34**

Q 직장인입니다. 양악수술을 하려고 하는데 입원은 얼마나 하고 휴가는 얼마나 받아야 할까요? **36**

Q 고등학생인데 여름방학에 양악수술을 하고 싶어요. 나이나 계절은 상관없나요? **37**

Q 수술 방법은 여러 가지인가요? 어떤 경우에 어떤 방법으로 수술하나요? **39**

Q 요즘 흔히 말하는 IVRO법과 SSRO법은 어떻게 다른가요? **41**

Q 선수술이라는 게 있다는데, 그게 뭔가요? **43**

Q 양악수술을 앞두고 있습니다. 수술 전에 주의할 것에는 무엇이 있나요? **45**

Q 매일 비타민을 먹고 있는데 수술을 앞두고 계속 먹어도 될까요? 혹시 조심해야 하는 약이 있나요? **47**

Q 충치가 있는데 치료를 끝내고 양악수술을 받아야 하나요? **49**

Q 양악수술 전에 누구나 교정치료를 해야 하나요? **50**

Q 양악수술 전에 받아야 하는 검사들은 무엇인가요? 그리고 왜 하는 건가요? **52**

Q 수술 시간은 얼마나 걸리나요? 그리고 수술 당일은 어떤 상태인가요? **53**

Q 양악수술을 하고 나면 바로 말할 수 있나요? **55**

Q 수술 후 회복을 하고 치료가 완전히 끝나는 데에는 얼마나 걸리나요? **56**

Q 양악수술을 한 후 감각이 없고 얼얼하다고 하던데 언제쯤 감각이 살아나나요? **58**

Q 양악수술을 하고 나서 한동안 밥을 먹을 수 없다고 들었습니다. 얼마나 지나야 일반 식사를 할 수 있나요? **60**

Q 광대뼈축소수술은 얼마나 지나야 변화를 알 수 있나요? 그리고 자칫하면 볼이 처진다고 하던데 정말인가요? **62**

Q 안면비대칭이어서 항상 고민입니다. 어느 정도로 심해야 수술을 하나요? **64**

Q 안면비대칭인데 양악수술을 받으면 완벽하게 대칭이 되는 건가요? **65**

Q 주걱턱은 양악수술만 받으면 좋아지나요? **66**

Q 아래턱이 나온 주걱턱인데 상담을 했더니 양악수술을 해야 한다고 합니다. 왜 위턱까지 수술하는 건가요? **68**

Q 주걱턱에 안면비대칭이어서 남 앞에 나서기가 꺼려집니다. 증상이 두 가지면 수술도 두 번 받아야 하나요? **70**

Q 입이 나와 있으면 모두 돌출입인가요? 그리고 치아교정만으로는 좋아지지 않나요? **72**

Q 돌출입수술을 하면 어떤 부분이 어떻게 달라지는 건가요? **74**

Q 어렸을 때 치아교정을 했는데 다시 돌출되었어요. 이런 경우도 수술을 할 수 있나요? **75**

Q 어떤 사람이 턱끝수술을 하는 건가요? **77**

Q 턱이 긴데, 턱끝수술만 하면 되나요? **78**

Q 안면윤곽수술과 양악수술은 어떻게 다른가요? **80**

Q 긴 얼굴도 양악수술이 효과가 있나요? 안면윤곽수술이 더 나을까요? **82**

Q 무턱수술을 하면 어디가 얼마나 달라질까요? **83**

Q 턱을 벌리기가 힘든 턱관절 장애가 있습니다. 이런 경우에도 양악수술을 받을 수 있나요? **85**

Q 저는 운동을 무척 좋아하는데 양악수술을 하고 얼마나 지나야 운동을 할 수 있을까요? **87**

Q 양악수술 후 어떻게 하면 부기를 빨리 뺄 수 있을까요? **88**

Q 양악수술을 한 후 악간고정은 모두 하는 건가요? 그리고 핀은 언제 제거하나요? **90**

Q 입 안의 상처는 어떻게 관리해야 하나요? 그리고 언제부터 세수를 하고 양치질과 샤워를 할 수 있을까요? **92**

Q 양악수술을 받은 뒤 해서는 안 될 것들이 있나요? **94**

Q 양악수술 후 마사지는 언제부터 하나요? **96**

Q 콧구멍이 넓어진 것 같아요. 부기가 빠지면 괜찮아지나요? **97**

Q 양악수술을 하면 반드시 치아교정을 해야 하나요? 그리고 발음도 달라진다는데 정말인가요? **98**

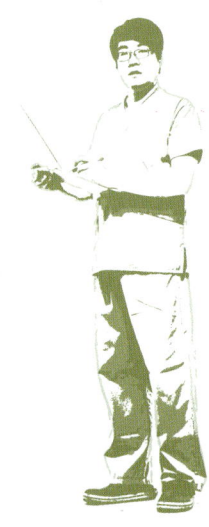

Chapter 2 아름다운 얼굴, 자신감 있는 얼굴을 찾아서

병원 홍보에 담은 진심 **102**
양악수술이 검색어 1위였던 하루 **107**
동안이 되었대요 **110**
일거양득의 기쁨 **113**
웃음이 아름답지 못해 슬픈 얼굴들 **115**
턱뼈만 줄이면 되나요? **118**
마리 앙투아네트는 주걱턱 **120**
모딜리아니의 우울한 긴 얼굴의 여인들 **124**
신데렐라 언니는 무턱, 새엄마는 주걱턱 **127**
조화와 균형이 돋보이는 김연아 **130**
매컬리 컬킨, 우리 아이가 달라졌어요 **134**
패리스 힐튼의 얼짱 각도 **136**
어느 환자가 남긴 후기 **138**
짧은 얼굴, UP만이 해결책은 아니다 **145**
그림 속 아름다운 그녀의 비밀 **148**
시간이 흘러도 변치 않는 황금비율 **151**
마법의 숫자 36 **154**
아저씨가 되고픈 선생님 **158**
나는 구강외과 전문의가 아니다? **160**
달라지는 건 얼굴만이 아니다 **166**
두려움을 이기고 자신감과 희망을 찾으려는 여러분에게 **168**

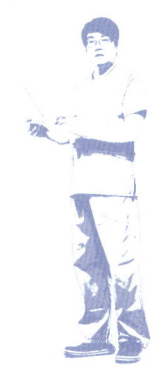

Chapter 3 아름다운 얼굴을 찾기까지

병원을 찾는 다양한 증상
　주걱턱 **174** | 안면비대칭 **189** | 돌출입 **195** | 무턱 **201** | 긴 얼굴 **210** | 안면윤곽수술 **216**

수술 전 준비
　수술 필요성에 대한 진단 **221** | 수술 전 상담 **221** | 수술 전 검사 ❶ **223** | 수술 전 검사 ❷ **226** | 수술 전 준비 **226**

수술과 수술 후 회복
　입원에서 퇴원까지 **228** | 수술 후 회복 및 통원 치료 **230**

부정교합이란? **177**
턱교정수술과 양악수술의 차이 **186**
선수술이란? **207**
웨이퍼란? **233**
악간고정이란? **234**

Chapter 1

양악수술에 관한
모든 궁금증

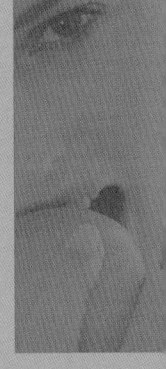

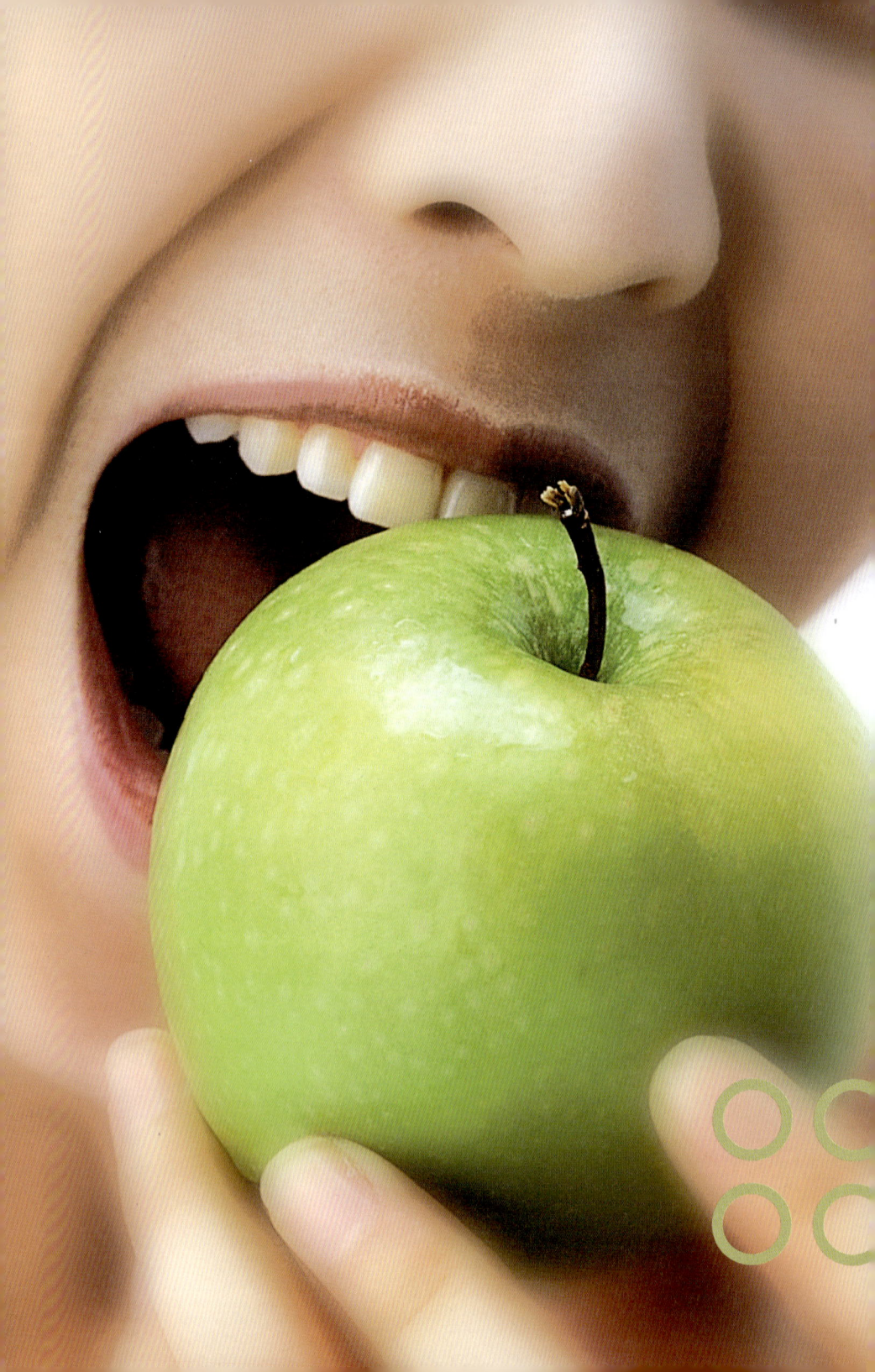

Q 요즘 양악수술, 양악수술 하는데
대체 **양악수술이 뭔가요?**
그리고 왜 하는 거죠?

양악수술을 하는 첫 번째 이유는 턱의 기능과 치아의 정상교합을 찾기 위해서입니다. 조금 쉬운 말로 하면, 정상적이지 않은 턱의 위치와 모양을 바로잡아 위아래 치아가 제대로 맞물릴 수 있도록 하기 위한 수술인 것입니다. 여기까지 설명하면 '양악수술은 예뻐지려고 하는 수술 아니었어?' 하고 의문을 품는 사람이 있을 겁니다. 하지만 양악수술은 예뻐지기 위해서가 아니라 기능을 회복하기 위해 시작된 수술입니다.

양악수술은 원래 치과의 구강악안면외과 구강외과에서 턱의 변형으로 인해 부정교합 입을 다물었을 때 위아래 이가 정확하게 맞물리지 않는 상태이 생긴 주걱턱, 안면비대칭, 돌출입, 무턱 환자에게 실시해 오던 턱악교정수술입니다. 부정교합이 있는 환자를 대상으로 하는 수술인 만큼 기능의 회복을 충분히 고려해야 합니다.

기능적으로 완벽에 가까워지면 외모가 달라지는 건 사실이며, 그렇기 때문에 양악수술은 기능을 목적으로 하나 외모 개선이 함께 이루어지는 수술이라고 말할 수 있는 겁니다. 기능과 외모, 둘 중 하나에 치중하기보다는 두 가지 모두 목적이 되어야 하는 수술인 거죠. 그래서 기능을 회복하는 동시에 외모도 최대한 나아질 수 있는 수술 계획을 세워야 합니다. 기능만 좋아지거나 예뻐지기만 하는 수술은 바람직하지 않기 때문입니다.

되풀이해 말하지만 양악수술은 기능과 외모, 두 마리 토끼를 잡아야 하는 수술인 만큼 미용 목적으로만 접근하기보다는 기능적인 부분이 얼마나 좋아질 수 있을지를 꼼꼼하게 진단받는 것이 좋겠습니다.

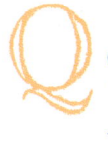 **양악수술**을 검색해 보면
성형외과가 뜨는데,
치과와 **성형외과** 중 어디에서
해야 하는 수술인가요?

최근에 양악수술을 해서 몰라보게 아름다워진 연예인이 부쩍 많아져서인지, 많은 사람이 양악수술을 예뻐지려고 하는 수술로 크게 오해하고 있습니다. 양악수술은 성형외과에서 하는 수술이 아니라 구강외과의 전문 진료 분야입니다.

다소 생소하게 들리는 구강외과, 즉 구강악안면외과는 양악수술을 비롯해 구강암·턱 골절·임플란트 등 구강과 턱에 관련된 수술을 전문으로 하는 치과의 한 분야로, 양악수술을 하려고 한다면 구강악안면 수술을 전문으로 하는 치과나 대학병원의 구강외과를

찾아가야 하는 겁니다. 앞에서 말한 것처럼 양악수술의 첫 번째 목적은 단순히 예뻐지는 게 아니라 정확한 치아의 맞물림을 되찾는 데에 있기 때문입니다. 양악수술을 통해 턱을 가능한 한 이상적인 위치에 가깝게 놓으면 턱의 기능, 치아의 기능이 살아나는 동시에 원래 얼굴이 가지고 있어야 할 외형적인 조화로움도 되찾게 됩니다.

이렇게 중요한 이유가 있는데 적지 않은 사람들이 양악수술을 미용을 위해 하는 성형 수술로 잘못 알고 있습니다. 아무리 예뻐졌더라도 제대로 된 교합을 얻지 못하면 그 결과는 오래가지 못하고 실생활에 불편을 겪으니 만족도가 떨어질 수밖에 없습니다. 그렇기 때문에 양악수술을 고려하고 있다면 구강외과를 찾아가야 합니다.

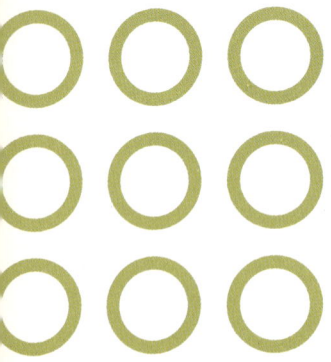

Q 양악수술을 하려는데요, **어떤 병원**을 **선택**해야 **안전**하고 만족스러운 수술을 할 수 있을까요?

아래턱 하악 수술을 하는 경우에는 1~2일, 양악수술을 하는 경우에는 3~4일 입원해야 할 만큼 양악수술을 비롯한 턱악교정수술은 간단한 수술이 아닙니다. 그리고 수술을 전후하여 교정치료가 필요할 뿐 아니라 퇴원 후에는 턱의 기능을 회복하기 위한 통원 치료가 따르는 수술입니다. 그러니 수술을 결정하는 것도, 수술할 병원을 선택하는 것도 신중에 신중을 기해야 하는 건 당연한 일입니다. 우선 수술받을 병원에 구강외과 의사가 있는지 그리고 구강외과 의사가 직접 진단하고 수술 계획을 세우고 집도하는지 확인해 보세요. 이것이 가능할 때 일관성 있는 진료를 받을 수 있습니다.

다음에는 수술 시의 안전한 마취와 수술 후의 통증 관리를 위해 병원에

마취통증의학과 전문의가 상주하고 있는지도 확인해야 합니다. 그리고 수술 이후 회복 과정 또한 꼼꼼히 따져 보아야겠죠. 수술 후 6주 정도는 통원 치료가 필요한데 이때 약간고정은 하는지, 물리치료는 어떻게 이루어지는지, 기능의 개선을 위해 얼마나 체계적인 과정이 준비되어 있는지를 자세히 따져 보아야 합니다.

앞에서 이야기했듯이 양악수술 전후에는 교정치료를 해야 하는 경우가 많으므로 교정과 선생님과 의견을 충분히 나눌 수 있는 병원을 찾는다면 더욱 만족스런 수술 결과를 얻을 수 있을 겁니다.

> **" 구강외과 의사가 직접 진단하고 수술 계획을 세우고 집도하는지 확인해 보아야 합니다 "**

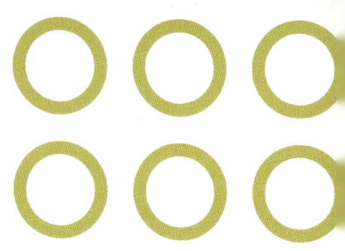

Q 양악수술을 하면 **어디**가 **어떻게** 달라지고, 어떤 **효과**가 있나요?

아래턱이 나와 있는 주걱턱, 입이 유독 나와 보이는 돌출입, 아래턱이 제대로 성장하지 못한 무턱, 턱이 한쪽으로 치우쳐 성장한 안면비대칭, 모두 양악수술의 대상입니다. 환자 개인마다 턱 변형의 정도에 조금씩 차이가 있어 일률적으로 말하기는 어렵지만, 수술을 하고 나면 대체로 본래보다 작고 보기 좋은 얼굴이 됩니다. 수술을 하기 전 턱의 변형이 심할수록 얼굴의 변화가 큰 건 어쩌면 당연한 것이겠습니다.

명심해야 할 점은 양악수술은 미운 오리가 백조로 다시 태어나는 마법의 성형 수술이 아니라는 사실입니다. 다시 한 번 말하지만 양악수술은 잘못된 턱의 모양과 위치, 구조를 바로잡아 바른 교합을 갖고 적절한 비율이 되도록 변화시키는 과정이며, 이 과정에서 부수적으로 아름다운 외모를 갖게 되는 것입니다. 주걱턱, 돌출입, 무턱, 안면비대칭의 수술 내용과 그 효과에 대해서는 3장을 보세요.

"양악수술은 미운 오리가 백조로 다시 태어나게 하는 마법의 수술이 아닙니다"

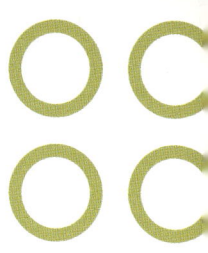

 양악수술을 하면 정말로
얼굴이 작아지나요?
그리고 유난히 볼살이 많은 편인데
더 동그래지지는 않을까요?

양악수술이 필요한 주걱턱, 안면비대칭, 돌출입, 긴 얼굴 등은 턱의 성장이 지나쳐 정상보다 길거나 큰 경우에 속합니다. 턱이 앞으로 나와 있으면 얼굴 전체가 밋밋해 보이고, 턱이 크면 얼굴도 커 보입니다. 이렇게 턱이 길거나 크고 앞으로 나와 있는 증상을 양악수술로 교정하면, 실제로 얼굴 길이가 짧아질 뿐 아니라 길거나 큰 턱에 묻혀 있던 이목구비가 비로소 눈에 들어오게 되어 입체적이면서 작은 얼굴이 되는 겁니다.

그런데 양악수술을 해서 턱의 모양이 바뀌더라도 턱 주변을 감싸고 있는 근육과 피부는 그대로 남아 있게 됩니다. 오히려 뼈의 길이가 줄어들면서 근육이 뭉쳐 얼굴형은 둥글게 바뀝니다. 특히 얼굴이 길었던 경우라면 수술 후 더욱 동그래 보이게 되고요. 하지만 이런 현상은 일시적인 것이어서 수술을 하고 6개월 정도 지나 근육이 제자리를 잡으면, 대부분의 경우 전보다 갸름한 얼굴로 변화하니 처음에 동그랗게 되었다고 걱정하지 말고 시간을 갖고 기다리세요.

" 6개월 정도 지나 근육이 제자리를 잡으면, 대부분의 경우 전보다 갸름한 얼굴로 변화합니다 "

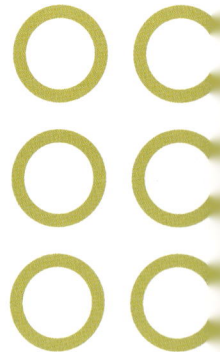

Q 코 옆이 움푹 꺼져 있는데
흔히 말하는 **귀족수술**을
따로 받아야 하나요?
양악수술을 하면 **코가
오뚝해진다**는 게 사실이에요?

아래턱은 과하게 성장하여 주걱턱이고 위턱은 앞쪽으로 성장하지 못하여 얼굴의 중심부가 꺼져 있는 경우가 있습니다. 이런 때는 양악수술을 하면서 윗부분에 볼륨을 주기 위해 위턱을 회전시켜 꺼져 있는 코 옆 부위를 살려 두 문제를 한 번에 해결할 수 있습니다. 이전에 귀족수술을 받아 코 옆의 꺼진 부위를 보완했다면 양악수술을 받으면서 오히려 전에 사용했던 실리콘 보형물을 꺼내는 시술을 받게 되는 수가 있으니, 양악수술을 받으려 한다면 귀족수술에 대해 신중하게 고려하여 결정하는 게 좋습니다.

양악수술은 분명 위아래 턱만 시술하는 것이지만, 수술을 하고 난 환자들은 코가 높아진 것 같다는 이야기를 많이 듣는다고 합니다. 주걱턱이나 돌출입 등의 증상이 있으면 턱이 유난히 강조되어 원래 높이보다 낮아 보이던 코가 수술을 하여 턱이 제자리와 제 모양을 찾으면서 실제 높이로 보이기 때문에 코수술을 해서 높아진 것 같은 효과를 얻는 겁니다. 이렇게 코가 높아 보이고 오똑해진 듯한 입체감이 생기니 자연스레 인상까지 달라지게 됩니다. 코를 높이는 수술을 하고 싶어 하는 환자에게는 일단 양악수술을 한 후 다시 생각해 보라고 권합니다. 앞에서 말한 것처럼 양악수술을 하고 나면 코가 높아 보이는 상대적인 효과가 생기기 때문입니다.

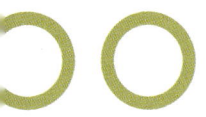

Q 웃을 때 **잇몸이 많이 보여 콤플렉스**입니다. 양악수술로 잇몸이 보이는 것도 고칠 수 있나요?

웃을 때는 물론 말할 때도 잇몸이 많이 노출되는 것을 거미 스마일gummy smile이라고 하는데, 이 거미 스마일은 인상이 좋지 않아 이로 인해 스트레스를 받고 콤플렉스로 갖고 있는 사람이 생각보다 많습니다.

잇몸이 많이 노출되는 원인은 다양하고 그에 따른 치료법도 다양하여 증상에 맞는 치료법을 신중하게 택해야 합니다. 앞니가 튀어나와 잇몸이 보이는 경우는 앞니 때문에 윗입술이 들려 잇몸이 드러나는 것이므로 치아교정치료로 좋아질 수 있습니다. 또 잇몸이나 턱뼈는 정상인데 윗입술 근육이 지나치게 들려 올라가 잇몸이 노출되는 경우는 윗입술에 보톡스를 맞으면 좋아지기도 합니다. 턱뼈는 정상이지만 잇몸이 지나치게 내려와 치아를 많이 덮는 경우라면 잇몸의 일부를 잘라 내는 잇몸절제술을 받아야 하고요. 한편 피부 조직에 비해 턱뼈가 과도하게 성장해 입술이 잇몸을 제대로 덮지 못해 잇몸이 드러나는 경우라면, 그 양상에 따라 위턱뼈를 조각내어 앞부분만 뒤쪽 위로 위치시키는 돌출입수술이나 위턱을 위쪽으로 들어 올리는 양악수술을 통해 교정할 수 있습니다. 그리고 양악수술 시 위턱을 축소하는 수술을 하여 동시에 개선할 수도 있습니다.

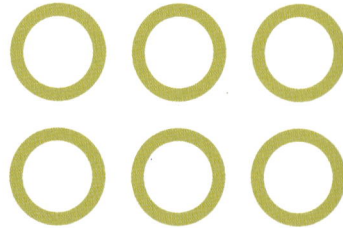

Q 그럼 **치아교정**과 **양악수술**의 **차이점**은 무엇인가요?

치아교정과 양악수술은 치료 부위가 다르다는 점이 가장 큰 차이가 되겠습니다. 쉽게 말해 치아교정은 치아의 위치가 달라지는 치료이고, 양악수술은 위아래 턱의 위치가 달라지는 수술입니다. 치아교정은 치아의 위치가 달라져도 턱의 위치나 모양은 그대로인 데 반해, 양악수술은 턱의 위치가 달라지는 동시에 치아의 위치도 달라집니다.

돌출입을 예를 들어 보자면, 치아가 앞으로 삐드러지거나 잇몸뼈가 나와 있어 돌출입이 된 경우에는 치아교정치료를 통해 치아와 잇몸뼈만 안으로 넣어 주면 어느 정도는 좋아집니다. 하지만 턱 자체가 앞으로 나와 돌출입이 된 경우라면 치아교정을 해도 돌출입은 그대로 있을 수밖에 없겠죠. 이런 때에는 양악수술 같은 턱교정 수술을 받아야 돌출된 입이 들어갈 수 있습니다. 이렇게 같은 돌출입이더라도 원인이 치아에 있느냐, 턱에 있느냐에 따라 적용해야 하는 치료법이 다릅니다. 그렇기 때문에 보이는 증상만으로 무조건 양악수술을 하거나 무조건 교정치료를 하는 것은 바람직하지 않습니다. 너무 상식적인 이야기지만, 증상을 개선하기 위해서는 정확하게 진단하여 필요한 치료법을 선택하는 것이 중요합니다.

Q 막상 양악수술을 하려니 **부작용**이나 **합병증**은 없는지, **수술 자국**이 남는 건 아닌지 걱정됩니다

100퍼센트 안전한 수술이란 이 세상에 없습니다. 그렇기 때문에 안전한 수술을 위해 수술 전에 여러 검사를 실시해서 건강 상태를 체크하여 마취와 수술을 잘 견뎌 낼 수 있는지 확인하는 겁니다. 양악수술의 부작용 또는 합병증이라고 하면, 수술 후 일시적으로 앞턱이나 잇몸·입천장·입술 등의 감각이 무뎌지는 증상이 있을 수 있다는 겁니다. 그러나 이런 증상들은 시일이 지나면 저절로 사라지는 경우가 대부분이므로 걱정하지 않아도 됩니다. 이외에 턱관절 부위의 통증이나 입을 벌릴 때 딱딱 소리가 나는 관절 잡음·심한 부기로 인한 감염 등이 있으나, 우려할 정도는 아니며 적절한 치료로 다스릴 수 있습니다.

사람의 근육이나 조직에는 원래대로 되돌아가려는 성질이 있어 어떤 양악수술에나 재발의 가능성은 있게 마련입니다. 그러나 적절한 치료계획을 세우고 수술 후 교정과 의사의 지시에 잘 따르면서 교정치료를 마무리하면 재발을 두려워하지 않아도 됩니다.

그리고 흉터 역시 걱정할 필요가 없는데, 왜냐하면 양악수술·턱끝수술·아래턱하악수술은 모두 기본적으로 입속을 절개하여 진행하므로 겉으로 보이는 수술 자국은 생기지 않기 때문입니다. 특히 조그만 상처에도 크고 불규칙한 흉터가 남는 켈로이드성 체질이라도 흉터는 남지 않습니다.

"양악수술에 부작용이나 합병증은 걱정할 필요가 없습니다. 물론 흉터도 생기지 않습니다"

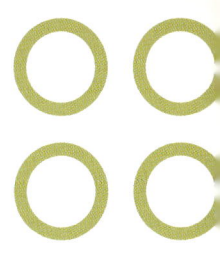

Q 양악수술을 받고 다시 턱이 나오거나 들어가며 재발하는 일은 없나요?

한마디로 말해 양악수술은 턱의 위치와 기능을 바로잡는 수술입니다. 그리고 이 수술이 필요한 사람은 대체로 오랫동안 턱이 변형된 채 있었기 때문에 턱뼈 주변의 근육이나 연조직 역시 오랫동안 이어진 변형에 적응되어 있는 상태입니다. 그런데 사람의 근육과 조직에는 원래대로 되돌아가려는 성질이 있어 양악수술을 해서 턱뼈의 위치와 크기에 변화가 생겨도 주변의 근육과 조직은 원래 있던 자리로 되돌아가려고 하므로 재발의 가능성이 전혀 없다고는 할 수 없습니다.

그러므로 수술 직후부터 악간고정이나 물리치료를 실시해서 턱과 주변 연조직, 근육이 바뀐 자리에 좀 더 빨리 적응할 수 있도록 하는 겁니다. 양악수술 후에 하는 교정치료 역시 턱이 원래 자리로 돌아가는 것을 방지하는 역할을 하는 거고요. 양악수술을 하고 나서 이런 후속 처치를 제대로 하지 않으면 수술 시 계획했던 좋은 결과를 얻지 못하거나 재발할 수 있습니다.

따라서 수술이 중요한 건 말할 나위 없지만, 수술 후 치료와 관리 또한 그 못잖게 중요하다는 점을 명심해 병원의 지시를 잘 실천하면 재발을 두려워하지 않아도 됩니다.

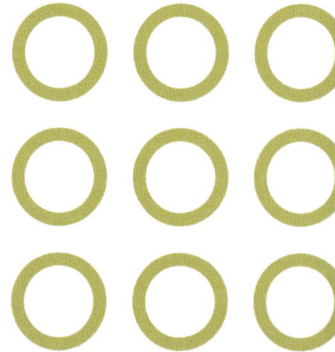

Q 혹시 수술 후 결과가 마음에 들지 않거나 재발할 경우 **재수술**이 **가능**한가요?

양악수술은 그 결과가 턱의 기능에 영향을 미치고, 나아가 치아의 교합이 달라지는 수술입니다. 드물긴 하지만 잘못된 수술로 인해 부정교합이 완벽하게 해결되지 않거나 새로운 양상의 부정교합이 생기는 경우가 있습니다.

이런 때에는 재수술이 가능합니다만, 이미 한 번 뼈를 잘라 내거나 이동한 데다 그 주변의 근육과 연조직 등이 이에 맞추어 변화했기 때문에 재수술로 변화를 줄 수 있는 부분은 제한적일 수밖에 없습니다. 안타깝게도 재수술 자체가 어려울 때도 있습니다. 이런 일이 없도록 하기 위해서라도 수술받을 병원과 의료진에 대해 신중하게 알아보고 결정하는 것이 무엇보다 중요합니다.

Q 병원마다 다르긴 하겠지만
수술비는 대략 얼마나 드나요?
의료보험의 혜택을
받을 수는 없나요?

병원마다 차이가 있지만, 양악수술의 비용은 1천만~2천만 원이 일반적입니다. 양악수술을 받을 때 턱끝수술_{이부성형술}이나 윤곽을 다듬는 수술을 함께 하는 경우가 있는데, 이때 양악수술 비용으로 해결되는지, 추가로 지불해야 하는지에 따라 수술비가 크게 달라질 수 있습니다. 그리고 예뻐지려는 목적으로 양악수술을 하는 게 아니라 음식을 씹는 저작 기능 또는 발음에 문제가 있어 이를 고치려는 목적인 경우, 기준을 충족한다면 의료보험의 적용을 받을 수 있습니다. 참고로 건강보험의 요양 급여 기준은 다음과 같습니다.

- 악안면교정수술을 위한 교정치료 전 상하악 전후 교합 차가 10mm 이상인 경우

  정상교합에 비해 10mm 이상 차이 나는 교합이란 작은어금니 하나 반 이상 차이 나는 경우입니다.

- 양측으로 1개 치아 또는 편측으로 2개 치아만 교합되는 부정교합

  턱뼈의 부조화가 심해 오른쪽과 왼쪽 각각 치아가 1개만 맞닿거나 한쪽의 치아 2개만 맞닿는 경우를 말하며, 이 정도면 정상적인 저작 활동이 불가능합니다.

- 상하악 중절치 치간선이 10mm 이상 어긋난 심한 안면비대칭

  위아래 앞니의 중앙이 10mm 이상 어긋나 있는 심한 안면비대칭을 가리킵니다.

- 뇌성마비 등 병적 상태로 인해 초래되는 악골 발육 장애

- 종양 및 외상의 수술 후유증으로 인한 악골 발육 장애

- 선천성 악안면 기형으로 인한 악골 발육 장애 구개구순열, 반안면왜소증, 피에르로빈 증후군, 크로슨 증후군, 트리처콜린스 증후군 등

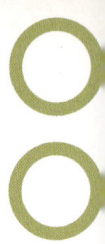

Q 직장인입니다.
양악수술을 하려고 하는데
입원은 얼마나 하고
휴가는 **얼마나** 받아야 할까요?

휴가를 이용해 수술을 받아야 한다면 4주가 가장 좋습니다. 식사를 하고 자유롭게 말할 수 있게 되려면 그 정도 기간이 필요하지만, 말을 그다지 많이 하지 않는 업무라면 3주여도 가능합니다. 간혹 2주일 후에 출근하기도 하는데, 일상적인 업무를 소화하는 데에는 약간의 불편함이 있을 수 있습니다. 양악수술 후에는 어렵사리 바로잡은 교합을 안전하게 유지하는 것이 중요하므로 2주일 가량 입을 묶어 두는데(악간고정), 이때는 미음이나 음료수 같은 유동식밖에 먹을 수 없습니다. 이후에는 입을 벌리는 훈련을 하며 턱의 기능을 회복하는 기간이 필요합니다. 따라서 직장인은 최소 2주, 최대 4주 정도의 휴가면 큰 불편 없이 출근할 수 있습니다.

Q. 고등학생인데 여름방학에 양악수술을 하고 싶어요. 나이나 계절은 상관없나요?

　　　　　　　　　　　수술이 가능한 시기인지 여부는 고등학생이냐, 아니냐로 판단하는 게 아니라 아직 성장 중이냐, 아니냐로 판단합니다. 키가 자라면 턱도 같이 자랄 수 있기 때문에 양악수술은 완전히 성장이 멈춘 뒤에야 받을 수 있습니다. 일반적으로 여성의 경우 만 16세, 남성의 경우 만 18세면 성장이 끝났다고 보기 때문에 대체로 이 연령부터는 양악수술을 받을 수 있습니다. 조금 일찍 양악수술이 필요하다고 판단되는 경우라면 엑스레이 촬영을 해서 성장기가 끝났는지 확인한 뒤 수술 여부를 결정합니다.

간혹 나이가 많아도 양악수술이 가능한지 물어 오는 경우가 있는데 40대, 50대라도 건강에 이상이 없다면 얼마든지 수술이 가능합니다. 그리고 수술 시기는 계절과 아무런 상관이 없습니다. 여름은 기온이 높아 염증이 잘 생긴다는 속설이 있어 수술을 피하는 경향이 있는데, 순조롭게 아무는 데에는 전혀 관계없습니다.

"키가 자라면 턱도 같이 자라기 때문에 양악수술은 완전히 성장이 멈춘 뒤 받아야 합니다"

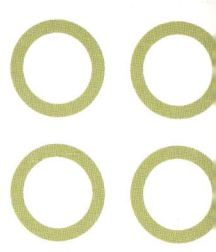

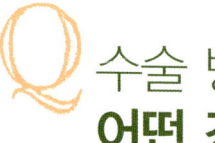 수술 방법은 여러 가지인가요?
어떤 경우에 **어떤 방법**으로
수술하나요?

양악수술에서 위턱 상악은 르포트 I법 절골술, 아래턱 하악은 IVRO법 수직골 절단술 : Intraoral Vertical Ramus Osteotomy 혹은 SSRO법 시상골 절단술 : Sagittal Split Ramus Osteotomy을 이용합니다. 일반적으로 턱교정수술이라고 하면 양악수술 외에 잇몸뼈를 절골하는 ASO법 분절골 절단술 : Anterior Segmental Osteotomy과 턱끝수술 이부성형술이 포함됩니다.

양악수술은 환자의 턱 변형 상태에 맞게 다양한 수술 방법 가운데 적절한 방법을 택해 계획하고 시술하며, 위턱을 회전·후퇴시키거나 전진시키기도 하고 아래턱을 회전·이동시키는 등 3차원적 계획과 실행이 가능합니다. 그리고 환자의 얼굴 생김새에 따라서는 턱끝수술을 하는 경우가 있고요. 주걱턱에는 어떤 수술, 안면비대칭에는 어떤 수술이라고 정해져 있는 게 아니라 위아래 턱을 수술하는 양악수술을 적용하되 수술 계획이 달라지는 것입니다. 안면비대칭의 경우에는 비대칭을 개선하기 위해 아래턱 하악 수술 시 한쪽은 SSRO법을, 다른 한쪽은 IVRO법을 적용하기도 합니다. 사람의 턱은 평면이 아니라 입체이고 턱의 변형은 다양하게 나타나기 때문에 수술 역시 입체적이고 3차원적인 방식으로 시행되어야 합니다.

주걱턱과 무턱을 예로 들어 보자면, 두 증상 모두 양악수술이 필요할 수 있습니다. 주걱턱인 경우에는 주로 아래턱이 앞으로 나오고 위턱은 꺼져 있다는 증상을 호소합니다. 따라서 아래턱을 넣어 주고 꺼진 위턱은 회전하여 앞으로 나오도록 수술 계획을 세웁니다. 또 무턱인 경우에는 대부분 위턱은 앞으로 나오고 아래턱은 성장이 덜 되어 있으므로 이때는 위턱은 밀어 넣고 아래턱은 앞으로 당기는 수술을 계획합니다. 두 경우 모두 위아래 턱을 수술하므로 양악수술이라고 부르지만, 이것은 두 턱을 동시에 수술한다는 의미에서만 같을 뿐 수술 계획은 턱 변형 정도에 따라 달라집니다. 186페이지의 「턱교정술과 양악수술의 차이」를 보면 더 잘 이해할 수 있습니다.

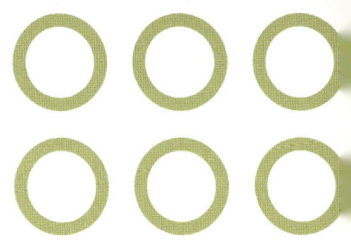

Q 요즘 흔히 말하는 IVRO법과 SSRO법은 어떻게 다른가요?

　　　　　　　　　　간단하게 말하자면, IVRO법은 아래턱 하악 뒷부분 뼈를 위아래로 절단하는 것이고 SSRO법은 아래턱하악 시상부를 평행하게 절단하여 두 개의 판으로 분리하는 것입니다.

먼저 IVRO법은 아래턱을 수직으로 절단하여 이동시킨 뒤 핀이나 철사 등을 이용해 턱뼈에 고정을 하지 않고 자유롭게 두어 턱이 정상적으로 기능하는 가운데 환자 자신의 생리적 평형 위에 재위치하도록 하는 방법입니다. 쉽게 말하자면, 인위적으로 고정하지 않아 자연스러운 상태에서 턱뼈 주위의 근육들이 턱뼈가 알맞은 위치에 자연스럽게 자리 잡도록 도와주는 것입니다. 하악 즉 아래턱의 뼈를 수직으로 절단하는 IVRO법을 이용할 경우, 주변 근육의 당겨 주는 힘으로 인해 고정하지 않고도 자연스럽게 기능적인 위치를 잡게 됩니다. 또한 수술 후 신경 손상 등 부작용이 생길 가능성이 극히 적으며, 수술 시간과 치유 기간이 짧아 회복이 빠르다는 장점이 있습니다.

이 방법은 수술 자체도 중요하지만, 수술 후 병원에서 가르쳐 주는 물리치료 즉 하악골 기능 운동을 실천하는 것이 뼈의 치유와 기능 회복에 매우 중요한 역할을 합니다. 턱뼈를 고정하지 않기 때문에 적절한 기능 운동을 하지 않으면 입이 벌어지는 개방교합이 될 가능성이 있어, 수술 후 2~3주일은 아래턱 운동을 해야 턱뼈가 자연스럽게 재건되어 원하는 결과를 얻을 수 있습니다.

SSRO법은 턱뼈를 수평으로 잘라 분리한 후 고정하기 때문에 초기에 교합이 유지되는 안정성이 뛰어나고 악간고정과 물리치료의 부담을 줄일 수 있습니다. 또한 턱뼈를 얇은 두 개의 판으로 분리하므로 골 접촉면이 넓어 치유가 안정적입니다. 그러나 IVRO법에 비해 수술 과정에서 신경 손상의 우려가 높고 아래턱수술만으로 갸름한 턱선을 얻기 어려울 뿐 아니라, IVRO법에 비해 수술 시간과 회복 기간이 조금 길다는 단점도 있습니다.

Q 선수술이라는 게 있다는데, 그게 뭔가요?

선수술이란, 양악수술 전에 거치는 치아교정을 생략하고 수술을 먼저 한 다음 교정치료를 하는 것입니다. 그래서 선수술은 수술 직후 턱의 위치, 치아의 기능이 일상생활이 가능한 범주 내에 든다고 판단되었을 때 적용할 수 있습니다.

양악수술은 턱의 위치가 달라지면서 턱에 있는 치아의 위치에도 변화가 생기는 수술입니다. 턱의 위치가 달라지면 자연히 기존의 치아교합에 변화가 생기는데, 수술 전에 수술 후의 변화 정도를 진단해 보아 수술 직후에도 어느 정도 치아교합이 맞거나 입이 다물어질 것이라고 판단되면 선수술을 할 수 있습니다. 혹은 양악수술 시 치아교합은 그대로 둔 상태에서 턱의 위치만 달라지게 되는 경우도 선수술이 가능합니다.

치열이 바르고 교합 상태가 좋으면, 간혹 선수술에 적합하지 않을 수 있긴 하지만 대부분은 선수술이 가능합니다. 하지만 안면비대칭을 동반한 경우나 심각한 교합의 차이를 보이는 경우에는 무리하게 선수술을 진행하기보다 최소한이나마 교정치료를 하고 나서 수술하는 것이 훨씬 유리합니다.

다시 말해 선수술은 수술 후 교합이 어느 정도 안정적이라고 판단될 때 진행하는 것이 안전합니다. 최근 무분별하게 선수술이 진행되는데, 이는 또 다른 문제를 가져올 수 있다는 사실을 명심하고 의사와 상담하여 결정해야 합니다. 그리고 207페이지에 더 자세히 설명되어 있습니다.

> ❝수술 후 치아교합이 안정적일 것으로 판단되는 경우에만 선수술을 합니다❞

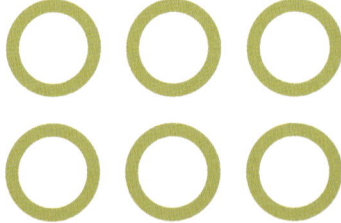

 양악수술을 앞두고 있습니다.
수술 전에 **주의**할 것에는
무엇이 있나요?

어떤 수술이나 마찬가지만 컨디션 조절을 잘해서 감기에 걸리지 않도록 해야 하며, 감기 중에서도 특히 코감기를 조심해야 합니다. 그 이유는 수술을 하고 나면 입으로 숨 쉬기가 곤란해 자연히 코로 호흡을 하게 되는데, 코감기에 걸린 경우 호흡이 불편해지기 때문입니다. 여성의 경우, 인위적으로 생리 주기를 조절하는 것이 유리하기도 합니다.

그리고 수술 전날 밤 9시 이후에는 금식을 해야 하고, 물은 12시까지만 마실 수 있습니다. 수술 당일 음식은 물론 물도 마셔서는 안 되고요. 수술 중 혈액 내 산소포화도를 정확하게 측정하기 위해서 여성은 손톱과 발톱을 깎고 매니큐어를 지워야 하며, 남성은 손톱과 발톱뿐 아니라

면도를 하고 코털을 정리하는 것이 좋습니다. 영화나 드라마에서 환자 손끝에 뭔가 끼워 놓은 것을 본 적이 있을 겁니다. 산소포화도는 바로 그렇게 측정하는 것이기 때문입니다.

우스갯소리 같지만, 양악수술 후 6주 정도는 마음껏 음식을 먹기 힘드니 수술 전에 좋아하는 음식을 즐기면서 컨디션 조절을 잘하는 게 가장 좋은 준비라고 할 수 있겠습니다.

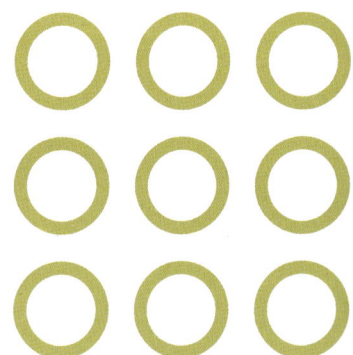

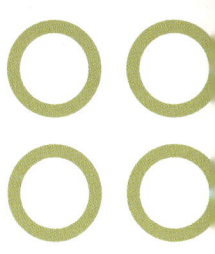

Q 매일 비타민을 먹고 있는데 수술을 앞두고 계속 먹어도 될까요? 혹시 **조심해야 하는 약**이 있나요?

양악수술을 예정하고 있더라도 비타민이나 영양제는 평소대로 복용해도 아무 상관없지만, 주의해야 하는 약물이 몇 가지 있습니다. 우선 수술 한 달 전부터는 한약을 삼가야 합니다. 간수치가 높아져 전신마취를 하는 데 어려움이 따르기 때문입니다. 또 병원에서 처방받은 것이어도 항우울제나 수면제는 종류에 따라 조심해야 할 것이 있으므로 수술 전에 병원의 마취통증의학과 전문의와 상의하여 복용 여부를 결정하는 것이 안전합니다. 그리고 갑상선이나 혈압과 관련된 질환으로 상복 중인 약물이 있다면 이것은 수술 전까지 복용할 수 있습니다. 지혈에 문제가 있을 수 있으니 아스피린계 약물을 장기간 복용하고 있다면 반드시 마취과 의사에게 알려야 합니다.

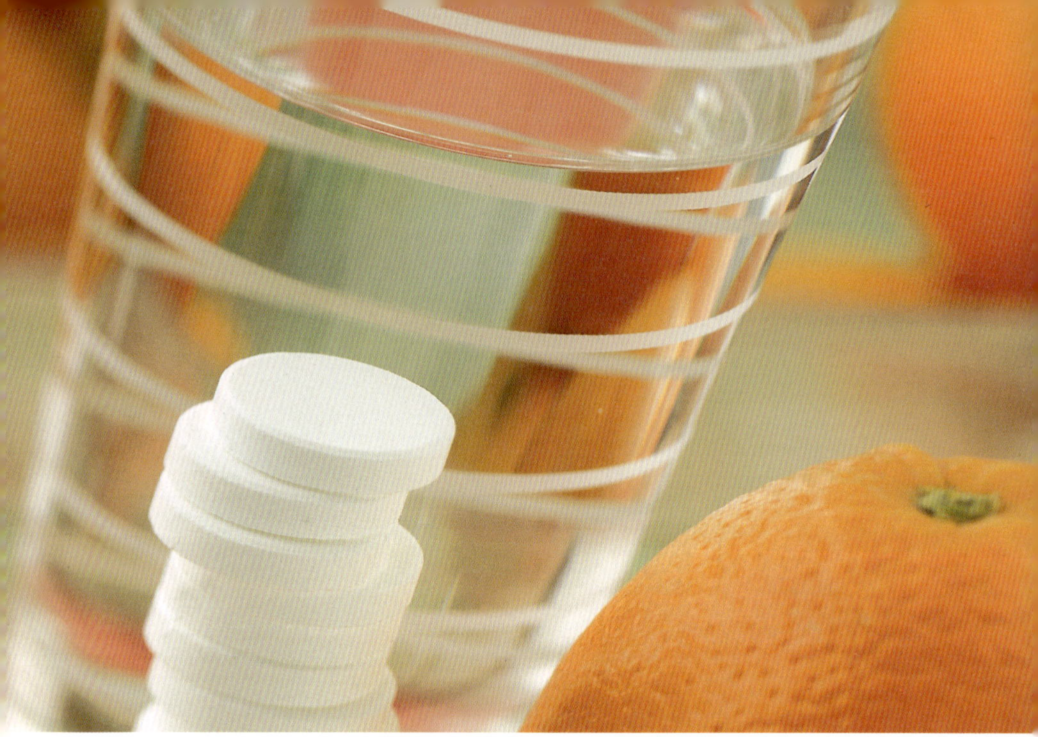

여담이지만, 간혹 수술 날짜와 생리 날짜가 겹쳐 걱정하는 환자가 있는데 수술받는 데에는 지장이 없습니다. 다만, 생리통이 심하다면 수술 후 회복 기간에 좀 더 힘들 수 있으니 이를 고려해서 일정을 조정하는 편이 환자에게 도움이 됩니다. 226페이지의 「수술 전 준비」를 보세요.

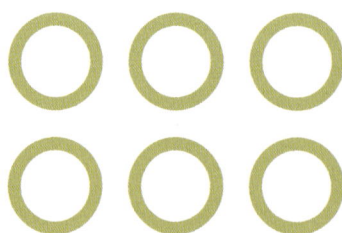

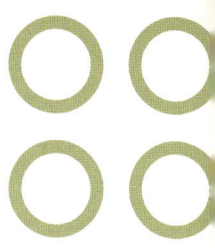

Q 충치가 있는데 치료를 끝내고 양악수술을 받아야 하나요?

충치가 있어도 현재 통증이 없다면 반드시 양악수술 전에 치료를 받아야 하는 건 아닙니다. 충치 치료는 양악수술을 전후하여 필요한 때에 받으면 됩니다. 하지만 만일 충치가 심해 발치를 하고 임플란트를 해야 하는 경우라면 양악수술 이후로 미루는 것이 좋겠습니다. 임플란트는 일반 치아와 달리 교정치료 등으로 위치를 변화시키기가 어려워 수술이나 교정치료를 계획하는 데에 한계가 있기 때문입니다. 임플란트를 했다고 양악수술이 불가능한 것은 아닙니다만, 양악수술을 받을 생각이 있다면 수술받을 치과에 문의해 보고 치료 일정을 상의하는 게 좋습니다.

Q 양악수술 전에 **누구나 교정치료**를 해야 하나요?

치열이 고르다 하다라도 수술 전후에 교정치료가 필요할 수 있습니다. 되풀이해 말하지만 양악수술은 턱의 위치나 모양이 달라지는 수술이어서, 턱의 모양에 맞추어 가지런히 자리 잡고 있는 것처럼 보이던 치아도 턱의 위치가 달라지면 더 이상 가지런하지 않게 됩니다. 그러니 턱의 위치가 달라지면서 치아의 위치가 달라지니 달라진 턱의 위치에 맞추어 치아를 교정해야 하는 건 당연한 이치입니다. 치아교합을 그대로 둔 채 턱을 이동하는 수술 계획을 세운 경우 또는 수술 직후 치아교합이 어느 정도 가능한 경우라면 수술 전 교정치료가 필요하지 않은 선수술을 할 수 있습니다.

이미 설명했지만 선수술을 결정하기 위해서는 정밀한 진단이 반드시 필요합니다. 수술 직후 위아래 치아가 맞지 않으면 입을 다무는 것도 식사를 하는 것도 모두 힘들어지니까요. 이러한 상황이 되지 않도록 하기 위해 선수술은 신중하게 계획해야 하고, 꼭 필요하다면 수술 전에 짧게라도 교정치료를 받는 것이 좋습니다. 선수술에 관해서는 43페이지, 207페이지를 보세요.

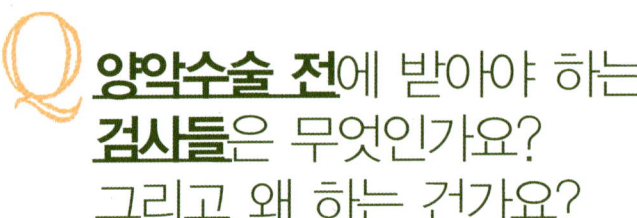
Q 양악수술 전에 받아야 하는 검사들은 무엇인가요? 그리고 왜 하는 건가요?

수술 전에 실시하는 검사의 목적은 크게 두 가지입니다. 하나는 환자와 의사 모두가 만족할 만한 성공적인 결과를 얻을 수 있도록 치밀한 수술 계획을 세우기 위한 것이고, 또 하나는 안전한 수술을 위한 것입니다.

먼저 수술 계획을 세우기 위한 검사들로는 사진 촬영, 엑스레이 촬영 및 계측 분석, 치아본과 안궁이동, 3D CT 진단 등이 있는데 이를 모두 취합하여 수술 계획을 세웁니다. 그리고 환자의 안전한 수술을 위해서는 흉부 엑스레이, 심전도 검사, 채혈 검사, 소변 검사 등을 통해 전신마취 수술에 문제가 없는지 건강 상태를 체크합니다. 이 검사들에 대한 자세한 설명은 223~226페이지를 보세요.

Q **수술 시간**은 얼마나 걸리나요? 그리고 수술 당일은 어떤 상태인가요?

병원마다 개인마다 수술 시간이 다르다는 건 말할 나위 없는 사실이지만, 일반적으로 아래턱(하악)수술은 1시간 미만, 양악수술은 2~3시간이 소요됩니다. 수술 시간이 짧을수록 출혈이 적어 덜 붓고 회복이 빠릅니다. 양악수술은 전신 마취를 하기 때문에 수술 후 의식이 회복되고 나서도 당연히 졸립니다. 그런데 수술 후 호흡 곤란이 오지는 않는지, 자가 호흡이 가능한지를 계속 살펴보아야 하므로 3시간 정도는 잠들어서는 안 됩니다. 그리고 2시간 동안은 산소포화도 검사를 받아야 하고요. 이것들 모두 이상 없음이 확인되면 잠들어도 괜찮습니다.

평소에 저체중이거나 빈혈 증세가 있는 경우, 체내에 남아 있는 흡입

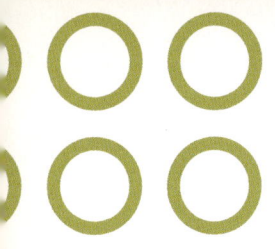

마취제가 배출되면서 독특한 냄새가 나 구역질이 나거나 메스꺼울 수 있습니다. 증세가 심해 견디기 힘들면 의사나 간호사에게 이야기하여 약물로 완화할 수 있습니다. 또 수술 직후에는 수술 부위가 상당히 부어 있어 숨 쉬기조차 불편한데, 양악수술의 경우에는 수술 후 1~2일 동안 그 상태가 계속될 수 있습니다. 그 밖에 미열이 나기도 하고 더러는 목이 따끔거리기도 합니다. 수술 후 갈증을 느낄 수 있으나 4~5시간가량 지나야 물을 마실 수 있습니다.

이런 증상들이 모두 사라지고 회복 상태, 컨디션 등이 좋아야 퇴원이 결정됩니다. 따라서 턱교정수술 중 아래턱수술의 경우에는 1~2일, 양악수술의 경우에는 3~4일 정도 입원하는 게 보통입니다. 228~230페이지에 입원에서 퇴원까지의 과정을 설명해 두었으니 참고하세요.

Q 양악수술을 하고 나면 바로 **말할 수** 있나요?

수술을 하고 나면 얼굴의 부기와 통증을 제외하고는 생활하는 데 별다른 불편이 없습니다. 평소의 생활을 그대로 할 수 있는 거죠. 다만 수술 2~3일 후에 하는 악간고정 때문에 말하는 데에는 어려움이 있을 수 있습니다. 수술 2주 이후부터는 부드러운 고무 재질로 되어 있고 풀고 묶는 것이 자유로운 악간고정 장치를 이용하는데, 이때부터는 말하기가 한결 편해집니다. 그뿐 아니라 물 종류만 먹다가 비록 씹지는 못하지만 건더기가 있는 음식을 먹을 수 있게 됩니다. 234~235페이지에 악간고정의 더욱 자세한 내용이 있습니다.

Q **수술 후 회복**을 하고 **치료**가 완전히 끝나는 데에는 얼마나 걸리나요?

수술 후 첫날은 거의 모든 환자가 힘들어하는데, 호흡 곤란과 메슥거림을 가장 많이 호소합니다. 그래서 호흡을 편안하게 할 수 있도록 수술 직후에는 입을 묶는 악간고정을 하지 않습니다. 어느 정도 호흡이 안정되는 2~3일 뒤 입을 묶음으로써 보다 안전하고 편안하게 회복할 수 있도록 합니다.

힘들고 아프겠지만 가급적이면 수술 직후부터 심호흡과 기침을 열심히 해서 폐 안에 남아 있는 마취 가스를 배출하는 게 좋습니다. 그리고 기력이

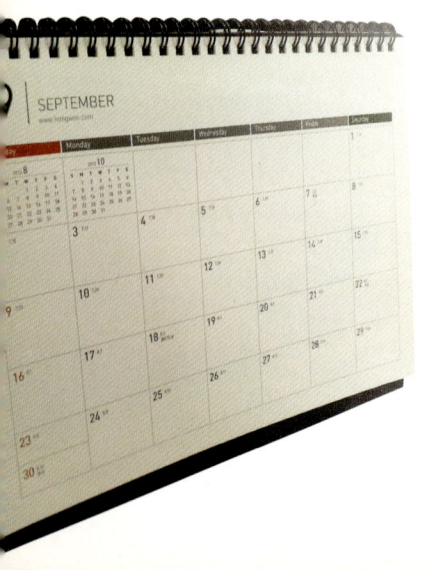

회복되는 대로 많이 걷고 활동하는 것이 빠른 회복에 도움이 됩니다. 많이 붓지 않고 빠른 회복을 보이는 경우 이르면 수술 2주일째에 변화를 확인할 수 있는데, 대개 양악수술 후 1개월 정도 지나면 부기가 80퍼센트는 빠져 턱이 들어가고 교합이 바로잡힌 모습을 확인할 수 있습니다. 최종적인 결과는 부기가 완전히 가라앉고 수술 후 교정치료로 바른 교합을 가지는 6개월에서 1년 즈음에 확인할 수 있습니다. 228페이지의 「수술과 수술 후 회복」에 입원에서 통원 치료까지의 과정이 설명되어 있습니다.

Q 양악수술을 한 후 **감각이** 없고 **얼얼**하다고 하던데 언제쯤 감각이 **살아나나요**?

양악수술은 턱뼈를 잘라 내는 수술이고 이를 위해서는 주변의 연조직과 점막을 절개하는 과정이 반드시 필요한데, 이때 일부 신경이 손상될 수 있습니다. 본디 큰 신경은 가능한 한 건드리지 않도록 수술 계획을 세우지만, 작은 신경들은 어쩔 수 없이 손상되는 경우가 간혹 있습니다. 이런 경우, 수술 직후 신경이 둔해지거나 감각이 없을 수 있습니다. 수술 후 6개월가량 지나면 손상된 신경은 대부분 회복되지만, 일부는 신경이 둔해진 상태로 멈추기도 합니다. 그리고 사람에 따라서는 1년여에 걸쳐 감각이 천천히 돌아오기도 하고요. 수술을 하고 나서 턱 부위가 찌릿찌릿하거나 얼얼한 느낌이 들면, 회복되고 있다는 좋은 신호이므로 느긋하게 기다리면 됩니다.

드물게는 2~3년이 지나도 미세한 차이를 느끼는 정도의 손상이 남는 수가 있으나, 일상생활이 크게 불편한 정도는 아니니 걱정하지 않아도 됩니다.

"수술 후 6개월가량 지나면 신경 대부분은 회복되므로 걱정할 정도는 아닙니다"

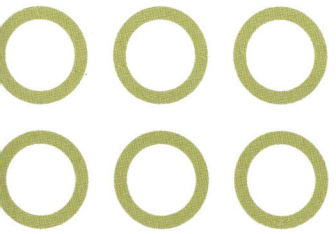

Q 양악수술을 하고 나서 한동안 **밥을 먹을 수 없다**고 들었습니다. 얼마나 지나야 **일반 식사**를 할 수 있나요?

이미 설명했지만, 양악수술 전날 저녁 9시부터 음식을 먹어선 안 되고 밤 12시 이후에는 물도 마시면 안 됩니다. 수술하고 나서 4~5시간은 지나야 물을 마실 수 있으며, 2주 정도까지는 악간고정 때문에 음식을 섭취하기 어려워 미음 · 우유 · 두유 · 사골 국물 같은 유동식을 드셔야 합니다. 2주가 지나면 물리치료를 시작하지만, 턱의 기능이 완전히 돌아오지 않은 상태라 턱을 움직여 씹기가 어려우므로 죽 같은 반유동식 또는 카스텔라나 불린 라면처럼 건더기가 있어도 씹지 않고 먹을 수 있는 음식을 드셔야 합니다.
그렇게 턱을 조금씩 움직이는 연습을 하여 수술 후 4주가 되면 드디어 씹어 먹을 수는 있으나, 아직은 단단하거나 질긴 음식을 피해야 하므

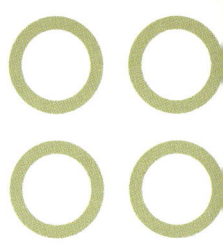

로 쌀밥이 가장 좋습니다. 양악수술 후 6주가 되면 조금씩 질긴 음식을 먹을 수 있습니다. 하지만 무리하지 않도록 주의하고 고기를 먹더라도 보쌈처럼 부드러운 음식부터 시작하여 점차 단단한 음식을 시도하는 게 좋겠습니다.

수술 후 경과 기간	먹을 수 있는 음식
수술 직후~2주	미음, 우유, 두유, 사골 국물, 음료수 유동식
2~3주	죽, 카스텔라, 불린 라면 건더기가 있으나 씹지 않는 반유동식
3~4주	쌀밥 부드러운 고형식
4~6주	일반식, 부드러운 고기 지나치게 단단하고 질기지 않은 고형식

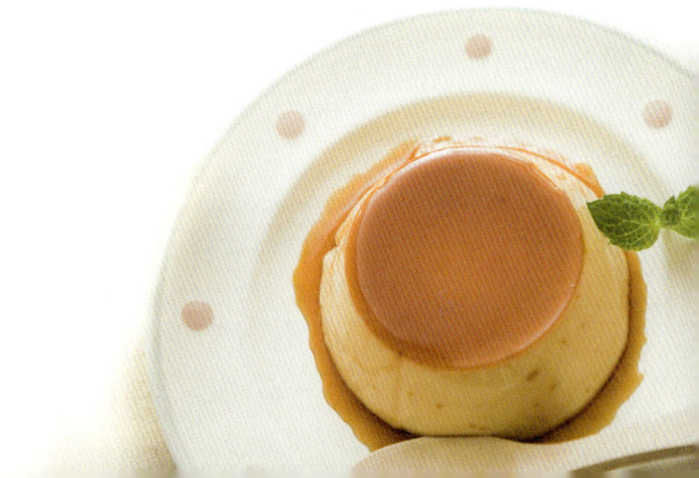

Q **광대뼈축소수술**은 얼마나 지나야 **변화**를 알 수 있나요? 그리고 자칫하면 **볼**이 처진다고 하던데 정말인가요?

광대뼈축소수술은 1개월만 지나도 부기의 80퍼센트가 빠져 얼굴 형태가 작고 갸름하게 변한 것을 확인할 수 있습니다. 즉 수술한 지 한 달 전후로 갸름한 얼굴선을 경험하게 되는 것이죠. 수술의 최종 결과는 부기가 완전히 빠지는 3개월 즈음이 되어야 알 수 있는데, 이때가 되면 얼굴 크기는 작아지고 이목구비는 상대적으로 또렷해 보여 훨씬 어려 보이는 결과를 두 눈으로 확인할 수 있습니다.

이 같은 광대뼈축소수술의 방법에는 광대뼈를 갈아 내 작아지게 하는 것과 광대뼈를 잘라 내 작아지게 하여 고정하는 것이 있는데, 갈아 내는 방법보다는 잘라 내는 방법이 광대뼈 축소 효과가 크고 확실합니다. 광대뼈 자체는 두껍지 않아 갈아 내는 데에는 한계가 있기 때문입니다. 광대뼈축소수술을 할 때는 광대뼈를 싸고 있는 골막 등을 걷어 내는 과정이 있습니다. 그런데 이때 필요보다 많이 박리하면 주변의 근육을 잡아 주는 힘이 약해져 볼이 처지거나 광대뼈는 작아졌지만 주변의 연조직_{피부 조직과 지방 조직} 등은 그대로 있어 볼이 처지는 경우도 있습니다. 이를 방지하기 위해 수술 시에 최소한으로 절개하고 박리 역시 최소로 진행합니다. 무리하게 광대뼈를 축소하기보다는 좀 더 보기 좋은 위치로 광대를 이동하고 보기 좋은 라인을 만들기 위해 적절한 축소를 계획한다면 수술로 인한 볼처짐을 염려할 필요는 없습니다.

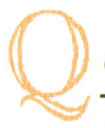 **안면비대칭**이어서
항상 고민입니다. 어느 정도로
심해야 **수술**을 하나요?

우선 치아교합에 문제가 생겨 생활에 불편을 겪는다면 수술이 필요한 사람이라 볼 수 있습니다. 안면비대칭이 있더라도 치아교합에 문제가 없거나 생활에 지장이 없다면 굳이 수술을 하지 않아도 되지만, 안면비대칭의 원인이 턱뼈의 변형에 있고 얼굴의 비대칭이 두드러져 이것을 바로잡길 원한다면 양악수술이 가장 확실한 방법입니다. 턱뼈의 변형이 있지만 양악수술을 할 엄두가 안 나는 사람은 지방 이식이나 안면윤곽수술 등 비교적 간단한 성형 수술로 일부 개선할 수 있습니다. 그러나 이런 방법을 이용하면 뼈의 모양으로 인한 비대칭이 여전히 남는다는 점을 충분히 감안해야 나중에 후회하거나 또 다른 불만이 생기지 않습니다.

Q 안면비대칭인데 양악수술을 받으면 **완벽하게 대칭**이 되는 건가요?

안면비대칭의 원인이 턱뼈에 있는 경우에는 양악수술로 비대칭을 크게 개선할 수는 있지만, 완벽하게 좌우 대칭을 이루기는 어렵습니다. 일반인의 경우에도 본디 완벽한 좌우 대칭이란 없는 데다 양악수술을 하여 턱의 비대칭을 교정한다 해도 얼굴 전체에 나타나는 비대칭 성향은 여전히 남기 때문입니다. 그리고 수술로 골격이 개선되어도 주변 근육과 연조직은 오랫동안 비대칭을 이루었던 성향을 그대로 가지고 있기 때문이기도 합니다. 하지만 골격적인 비대칭이 주는 부조화와 어색함은 충분히 좋아질 수 있습니다. 다시 한 번 말하지만 수술을 해도 좌우가 자로 잰 듯 대칭을 이루게 되는 것은 아닙니다. 안면비대칭에 대해서는 189~194페이지를 보세요.

Q 주걱턱은 양악수술만 받으면 **좋아지나요**?

아래턱 하악이 위턱 상악보다 앞으로 나와 있는 경우를 이르는 주걱턱은 정도와 상태에 따라 치아교정과 아래턱 수술, 양악수술 중 치료법을 택해야 합니다. 턱의 모양은 정상적이나 치아만 반대로 맞물려서 주걱턱이 되었다면 치아교정이, 아래턱만 나와 있는 주걱턱이라면 아래턱수술이, 치아교합에는 문제가 없으나 턱 끝만 나와 있는 주걱턱이라면 턱끝수술이, 아래턱이 나와 있는 동시에 위턱이 꺼져 있는 주걱턱이라면 양악수술이 필요합니다.

사실 이외에도 주걱턱에는 아래턱이 길거나 짧거나 위턱이 꺼져 있거나 턱 끝이 길거나 하는 다양한 양상이 포함될 수 있습니다. 그러므로 주걱턱이라고 해서 무조건 길이를 줄이고 턱을 넣어 주는 수술을 받아야 하는 건 아닙니다. 주걱턱이 만들어진 원인에 따라 필요한 수술과 치료를 적용해야 하고, 세분화된 수술 계획을 적용해야 보기 좋은 얼굴이 만들어집니다. 주걱턱에 대해서는 174~185페이지를 보세요.

> "주걱턱이라고 해서 무조건 길이를 줄이는 게 아니라 원인에 따라 아래턱수술, 턱끝수술, 양악수술을 합니다"

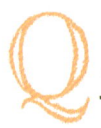 **아래턱이 나온 주걱턱**인데 상담을 했더니 양악수술을 해야 한다고 합니다. 왜 **위턱까지 수술**하는 건가요?

위턱은 정상적이지만 아래턱만 나와 있는 주걱턱이라면 하악_{아래턱}수술로도 충분히 원하는 결과를 얻을 수 있습니다. 그러나 대부분의 경우, 아래턱이 앞으로 나오면서 위턱은 성장이 안 되거나 꺼져 있는 형태가 되기 때문에 위아래 턱을 동시에 수술해야 하는 것입니다.

이처럼 위아래 턱을 동시에 수술해야 하는 경우는 크게 네 가지가 있는데, 첫 번째는 위아래 치아의 맞닿는 부분이 너무 평평해서 이가 제대로 맞물리지 못해 수술 후에 개방교합_{치아가 맞닿지 않아 열려 있게 되는 부정교합}이 될 위험이 있는 때입니다. 그리고 두 번째는 위턱이 앞쪽으로 성장하지 못해 얼굴 중심부가 깊게 패인 경우이고, 세 번째는 윗니가 두

드러지게 많이 노출되거나 반대인 경우, 마지막으로 양쪽 어금니의 높이 차이가 심해서 안면비대칭을 만드는 경우입니다. 174페이지의 「주걱턱」에 있는 자세한 설명을 보세요.

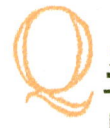 **주걱턱**에 **안면비대칭**이어서
남 앞에 나서기가 꺼려집니다.
증상이 두 가지면
수술도 두 번 받아야 하나요?

정확한 것은 진단을 해야 알 수 있지만, 이 두 가지 증상이 턱의 변형으로 인해 나타난 것이라면 양악수술로 턱의 위치와 모양을 바로잡음으로써 해결됩니다.
증상이 주걱턱, 안면비대칭 두 가지이니 주걱턱, 안면비대칭에 각각의 수술이 필요한 것이 아닌가 생각할 수 있습니다. 하지만 주걱턱이나 안면비대칭은 기본적으로 턱뼈의 위치와 형태가 변형되면서 나타나는 것이라, 변형을 바로잡으면 이 증상들은 사라집니다. 그리고 두 증상 모두 위아래 턱의 변화로 인해 나타난 것이라면, 한 번의 양악수술로 좋아질 수 있습니다. 일반적으로 주걱턱의 개선을 위해서는 아래턱을 뒤로 집어넣고 위턱상악의 꺼진 부분을 회전시켜 앞으로 꺼내는 계획이 필요하며, 안면비대칭의 개선을 위해서는 좌우로 틀어진 턱을 회전시켜야 합니다.

얼굴뼈는 입체적이므로 양악수술 계획 역시 3차원적으로 세워집니다. 단순히 줄이고 넣는 것이 아니라, XYZ축을 기준으로 필요에 따라 턱을 입체적으로 회전시키는 계획을 세워야 얼굴의 변형을 효과적으로 개선할 수 있습니다.

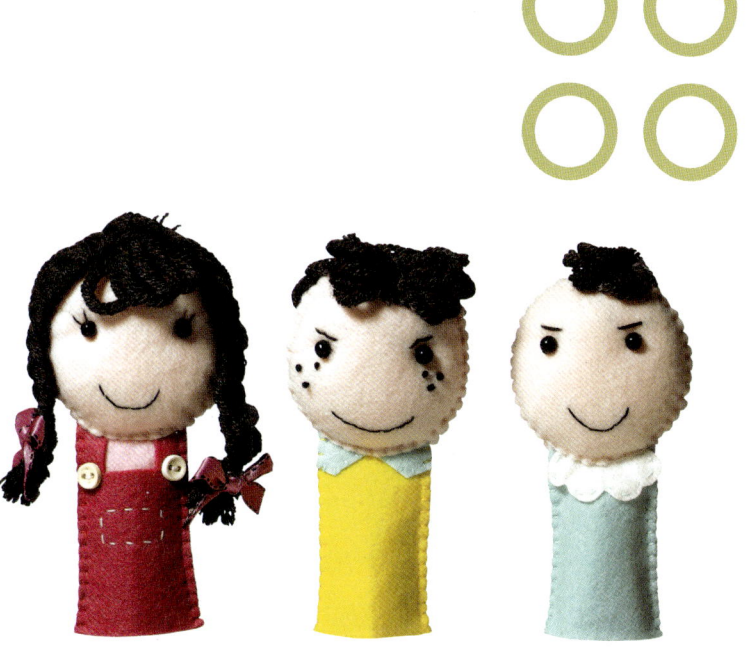

Q 입이 나와 있으면 모두 **돌출입**인가요? 그리고 **치아교정만**으로는 좋아지지 않나요?

일반적으로 입이 나와 있으면 무조건 돌출입이라고 생각하는 경향이 있는데, 그렇지 않습니다. 예를 들어 아래턱^{하악}이 나와 있는 경우, 위의 치아가 앞으로 뻐드러져서 돌출입처럼 보이지만 사실은 짧은 주걱턱일 수 있거든요. 그러니 증상을 정확히 파악해야 돌출입인지 아닌지를 알 수 있고, 그리고 나야 수술이 필요한지 아닌지를 판단할 수 있습니다.

병원에서 돌출입 증상이 있고 수술이 필요하다는 진단을 받았다면 돌출입수술, 돌출입 양악수술 중에서 적합한 수술을 받아야 합니다. 잇몸뼈만 돌출되어 있다면 돌출입수술로 좋아질 수 있지만, 턱뼈가 나오고 잇몸이 길다면 돌출입 양악수술을 받아야 돌출입뿐 아니라 웃을 때 잇몸이 보이는 거미 스마일gummy smile 같은 복합적인 증상까지 해결할 수 있습니다. 잇몸뼈, 턱뼈가 함께 튀어나온 돌출입은 교정치료만으로 좋은 결과를 기대하기는 어렵습니다. 교정치료를 통해 치아는 들어가지만, 잇몸뼈와 턱뼈의 위치나 모양은 변하지 않기 때문입니다. 돌출된 치아는 들어갔는데, 다소 옥니가 되는 경우도 있습니다.

돌출입수술이나 돌출입 양악수술이 꼭 필요한 경우, 적절히 시술하면 치아와 잇몸뼈가 효과적으로 들어가서 아름다운 입술선과 스마일 라인을 가질 수 있습니다. 195페이지의 「돌출입」을 보세요.

"돌출입은 상태에 따라 돌출입수술이나 돌출입 양악수술을 하면 아름다운 입술선을 갖게 됩니다"

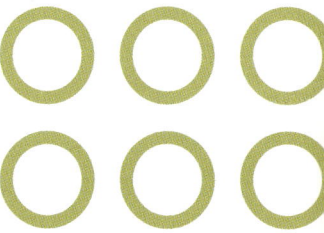

Q **돌출입수술**을 하면 어떤 부분이 **어떻게** 달라지는 건가요?

똑같은 수술을 받아도 개인마다 변화의 정도가 다르지만, 대체로 입이 들어가 단아하다거나 세련되어 보인다거나 야무진 인상이라는 이야기를 듣게 됩니다.

하지만 얼굴이 길거나 비대칭이 심한 경우 돌출입수술을 잘못하면, 오히려 문제를 일으켜 얼굴이 더 길어 보이기도 하고 더 비뚤어져 보이게 되기도 합니다. 턱뼈 전체 위치에 문제가 있는 돌출입인 경우에는 흔히 말하는 양악수술, 즉 턱뼈의 전체적인 위치를 바꾸어 주는 수술이 보다 효과적입니다. 따라서 구강악안면외과 의사의 합리적인 진단과 치료 계획이 중요하다는 말을 다시 한 번 할 수밖에 없겠습니다. 200페이지의 사진들을 보세요.

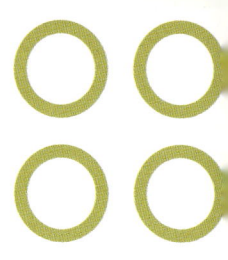

Q 어렸을 때 치아교정을 했는데
다시 돌출되었어요.
이런 경우도
수술을 할 수 있나요?

돌출입 때문에 이미 아래위 작은어금니를 발치하고 교정치료를 마무리했는데 다시 돌출되는 것 같다고 호소하는 경우가 종종 있습니다. 결론부터 말하자면, 이런 때에는 치아를 발치하고 돌출입수술을 시행하는 것은 무리입니다. 치과 의사의 입장에서는 외모의 개선 효과와 함께 치아의 기능을 우선해야 하는데, 또다시 발치를 한다면 송곳니 바로 다음에 큰어금니가 연결되어 음식을 씹는 저작 능력이 현저히 떨어지고, 웃을 때 보이는 치아의 노출스마일라인이 매우 어색해지기 때문이죠. 이러한 치료를 강행하면 장기적으로는 안정된 교합을 얻기가 어렵고 나이 들어서 치아를 잃게 될 가능성마저 높아집니다.

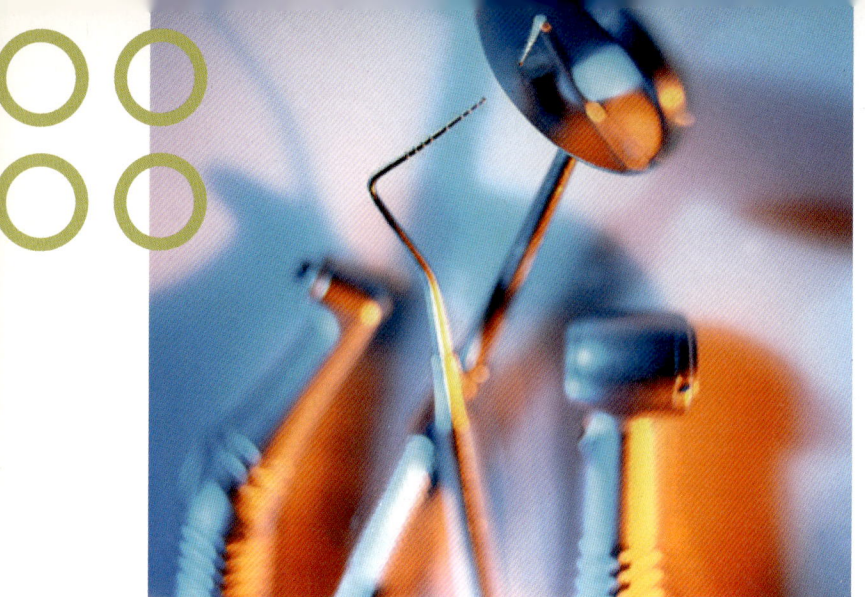

따라서 이런 경우는 다시 교정치료를 하여 전에 발치했던 치아의 공간을 확보한 다음 수술로 잇몸뼈와 앞니를 뒤로 밀어 넣고 한 번 더 교정치료를 하여 마무리합니다. 즉 수술을 계획하고 그에 앞서 6개월가량의 시간을 두고 교정치료를 실시하여 예전의 공간을 확보하는 겁니다. 이 과정을 거치는 동안은 앞니의 돌출이 심해지는 듯하지만, 실제로 잇몸뼈가 앞으로 나오는 것이 아니며 수술 후 잇몸뼈와 치아가 함께 들어감으로써 안정된 교합을 얻을 수 있습니다.

Q 어떤 사람이 **턱끝수술**을 하는 건가요?

양악수술이나 아래턱 하악 수술 시 위아래 턱의 균형을 고려하여 턱 끝 위치의 조정이 필요하다고 판단되면 턱끝수술 이부성형술 을 합니다. 그렇기 때문에 주걱턱, 안면비대칭, 돌출입, 무턱 모두 턱끝수술이 필요한 경우에 해당될 수 있습니다. 턱의 위치나 치아의 교합에는 문제가 없는데 턱 끝의 모양으로 인해 주걱턱, 안면비대칭으로 보일 때에도 턱끝수술을 하여 보다 아름다워질 수 있습니다. 3장에서 설명하는 각 증상에 따른 치료법을 보세요.

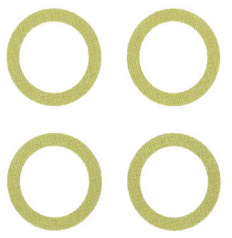

Q 턱이 긴데, 턱끝수술만 하면 되나요?

자주 받는 질문입니다. 턱 끝만 지나치게 길거나 비뚤어져 있다면 분명히 턱끝수술 이부성형술로 효과를 볼 수 있습니다. 턱끝수술은 치아의 교합이 정상이라는 가정하에 할 수 있는 수술이지만, 치아가 제대로 맞물리는 정상교합인데 턱 끝만 지나치게 긴 경우는 극히 드뭅니다.

많은 경우, 턱 자체가 크게 성장해 있는 것과 동시에 치아의 교합에도 문제가 있습니다. 눈으로 보았을 때 윗니가 아랫니를 덮고 있으면 자신은 치아 교합이 정상이라고 생각하기 쉽지만, 사실 그렇지 않은 경우가 더 많습니다. 이것은 치성보상 때문인데, 치성보상이란 턱의 변형으로 인해 나타난 외형적 변화를 치아가 상쇄하려는 움직임을 가리킵니다. 알기 쉽게 설명하자면 아래턱이 앞으로 나오면서 주걱턱이 심해 보이는 상태가 되면 아랫니가 윗니를 덮어야 정상인데, 윗니가 아랫니를 덮고 있는 것처럼 보이도록 하기 위해 아랫니는 안쪽으로 눕고 윗니는 밖으로 뻐드러져 보기에만 정상교합인 상태가 되는 것을 말합니다.

치성보상이 나타난 상태 역시 부정교합의 일종입니다. 이러한 부정교합을 가지고 있다면, 턱끝수술만으로는 원하는 결과를 얻을 수 없습니다. 턱 끝만 줄여서는 충분히 들어가기 어렵기 때문입니다. 또한 턱 끝은 연조직과 근육으로 싸여 있어 턱뼈의 길이를 줄이더라도 턱뼈를 싸고 있는 두꺼운 근육은 그대로이므로, 턱뼈의 길이를 줄인 만큼 짧아진 것처럼 보이지 않는 경향이 있습니다.

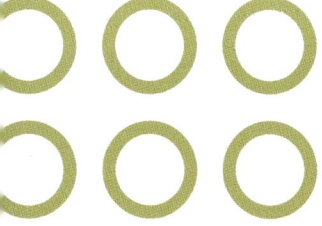

Q 안면윤곽수술과 양악수술은 **어떻게 다른**가요?

드물게는 양악수술을 성형이라며 안면윤곽수술의 한 종류인 것처럼 말하는 병원이 있어 혼란스러워하는 분들이 많습니다. 그러나 양악수술과 안면윤곽수술은 수술 부위 자체가 완전히 다릅니다. 알다시피 양악수술은 위아래 턱의 위치와 모양을 변화시키는 수술이며, 안면윤곽수술은 광대뼈나 턱 끝 등을 잘라 내어 얼굴뼈의 모양을 변화시키는 수술로 턱과 치아의 기능은 변하지 않습니다.

양악수술은 턱을 움직이는 수술인 만큼 턱과 치아의 기능에 직접 영향을 미칩니다. 턱의 위치가 달라지면 치아교합이 달라지므로 양악수술과 같은 턱교정수술은 수술 전후에 치아교정이 필요한 반면, 안면윤곽수술은 치아나 턱의 기능적인 부분에는 전혀 변화가 없으므로 치아교정치료가 필요하지 않죠. 얼굴의 모양만 바꾸느냐, 얼굴의 기능에도 영향을 미치느냐가 두 수술의 가장 큰 차이라고 말할 수 있습니다. 자세한 내용은 216페이지의 「안면윤곽수술」을 참고하세요.

> "양악수술은 위아래 턱의 위치와 모양을, 안면윤곽수술은 얼굴뼈의 모양을 변화시키는 수술입니다"

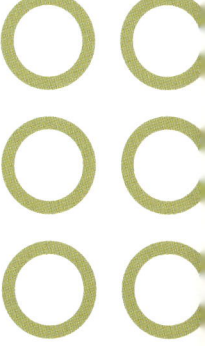

Q 긴 얼굴도
양악수술이 효과가 있나요?
안면윤곽수술이 더 나을까요?

양악수술은 위아래 턱의 위치와 모양이 변화되는 수술입니다. 긴 얼굴의 원인이 코 끝에서 턱 끝까지의 하안 면부에 있다면 양악수술로 좋아질 수 있지만, 이마에서 눈썹까지의 상안 면부나 눈썹에서 코 끝까지의 중안 면부에 있다면 수술을 통해 얼굴의 길이가 짧아지기는 어렵습니다. 턱이 발달해서 생긴 긴 얼굴의 경우, 얼굴이 크다고 무조건 안면윤곽수술을 받아서는 안 됩니다. 얼굴의 길이는 그대로인 상태에서 폭을 줄이면 더 길어 보일 수 있기 때문입니다. 양악수술은 긴 얼굴의 원인에 따라 위턱상악과 아래턱하악을 모두 교정하므로 긴 얼굴을 효과적으로 짧게 만들 수 있는 수술입니다. 210페이지의 「긴 얼굴」을 참고하세요.

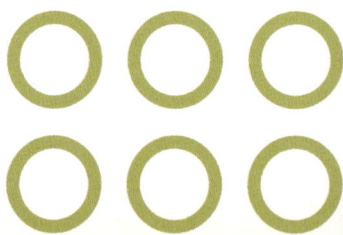

Q 무턱수술을 하면 어디가 얼마나 달라질까요?

같은 무턱이라 해도 개인마다 정도의 차이가 있어 수술 방법은 그에 따라 여러 가지로 적용되며, 결과 또한 모두 다릅니다. 입이 돌출되면서 무턱이 된 경우는 입을 넣어 주고 턱 끝을 빼내야 입은 들어가고 턱은 나와 보이는 결과를 얻을 수 있습니다. 아래턱만 들어간 경우라면 아래턱을 앞으로 이동시키는 수술이 필요합니다. 또 턱 끝만 빈약한 상태라면 턱끝수술 이부성형술로 턱 끝을 앞으로 빼내 줌으로써 아래턱의 볼륨감을 살릴 수 있습니다.

무턱 역시 정도가 심할수록 수술 후 변화는 큽니다. 무턱수술은 잘못된 턱의 위치를 바로잡고 적절한 비율을 맞추는 과정이며, 무엇보다 바른 교합을 가질 수 있도록 턱의 위치를 변화시키는 것이니 만큼 치아교합도 좋아집니다. 그리고 이 과정에서 예뻐진다는 심미적인 결과를 얻게 되는 것입니다. 다만 무턱의 경우 원래의 위치로 되돌아가려는 재발의 경향이 강하기 때문에 턱관절의 건강 등을 충분히 고려하여 수술 계획을 세워야 합니다. 무턱에 대해서는 201~206페이지를 보세요.

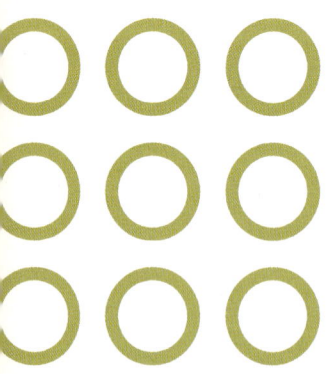

Q 턱을 벌리기가 힘든 **턱관절 장애**가 있습니다. **이런 경우에도** 양악수술을 받을 수 있나요?

턱관절 장애에는 소리가 나는 가벼운 증상부터 턱관절 주위의 통증, 입을 잘 벌리지 못하는 개구 장애에 이르기까지 다양한 증상이 있고 원인 또한 여러 가지입니다. 턱관절은 얼굴 부위의 유일한 관절이며 다른 관절과는 달리 언제나 중력에 의해 압력을 받고 있는 기관이 아닙니다. 음식을 씹기 위해 움직일 때 대부분의 압력이 전달되는데, 부정교합이 있으면 좌우 턱관절에 가해지는 압력이 다르고 정상적인 범위보다 더 큰 압력이 턱관절에 전해져 턱관절 장애가 나타나는 경우가 많습니다.

이 같은 턱관절 장애를 갖고 있다면 수술이 가능한 경우가 있고 수술이 어려운 경우가 있으므로 무엇보다 정확한 진단을 받는 것이 우선

되어야 합니다. 턱관절 문제를 방치한 채 양악수술을 했을 때 수술 후 턱의 위치가 전으로 돌아가는 회귀 증상이 생길 수 있습니다. 그러므로 현재 진행형 턱관절 장애가 있으면 먼저 이를 치료하고 양악수술을 하는 편이 안정적인 결과를 얻을 수 있는 길입니다.

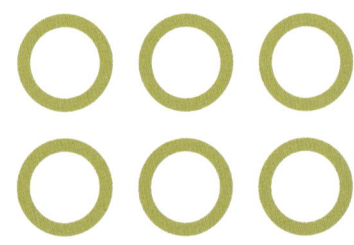

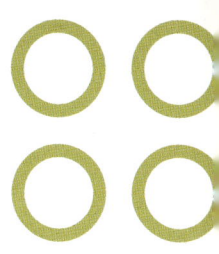

Q 저는 운동을 무척 좋아하는데 양악수술을 하고 **얼마나 지나야 운동**을 할 수 있을까요?

양악수술에 따르는 통증과 부기를 다스리기 위해 그리고 회복을 앞당기기 위해 운동을 하는 것은 매우 좋고 중요합니다. 하지만 수술 후 시기에 맞는 운동을 미리 알아 두고 그에 따라 하는 것이 좋습니다.

수술하고 1주일이 지나고부터는 가벼운 산책과 스트레칭·웨이트닝이 가능하며, 2주 후에는 무리하지만 않는다면 일반적인 운동이 가능합니다. 1개월이 지나면 수영 같은 전신 운동을, 3개월이 지나면 농구와 축구 같은 격렬한 운동을 할 수 있습니다. 앞에서 이야기했듯이 회복 단계에 알맞은 운동을 하도록 주의해야 합니다.

Q 양악수술 후 어떻게 하면 **부기**를 빨리 **뺄 수** 있을까요?

양악수술 환자 대부분이 수술 직후 부은 모습을 보고 깜짝 놀랍니다. 짐작했던 것보다 훨씬 많이 부어 부기가 언제 빠질지, 과연 빠지기는 하는 건지 걱정하고요. 하지만 환자 스스로 관리를 어떻게 하느냐에 따라 부기는 의외로 빨리 해결할 수 있습니다. 수술 후 48시간 동안은 특히 부기가 심한데, 이때 냉찜질을 하면 모세혈관이 수축되어 부기를 가라앉히는 데 크게 도움이 됩니다. 다만, 48시간이 지난 후에는 냉찜질을 해서는 안 된다는 사실을 주의해야 합니다.

그리고 수술 직후부터 5일 동안은 머리를 심장보다 높이 두어야 부기를 제거하는 데에 도움이 됩니다. 힘들겠지만 잘 때는 이불이나 요, 베개 따위를 등 뒤에 받치고, 반듯하게 누워서 자지 않도록 하는 것이 좋습니다. 수술 후 한동안은 달라진 숨길에 적응하느라 불편을 느끼는 데다 부기 때문에 호흡에 어려움을 겪는데, 그런 상태에서 누우면 호흡하기가 더욱 힘들어지기 때문입니다. 또한 머리를 심장보다 높이 두어 림프액이 심장으로 내려가도록 해야 합니다. 당연한 말이지만, 엎드려도 안 됩니다.

이렇게 수술 후 5일이 지나면 이번에는 2~3일간 온찜질을 하여 혈액순환을 돕도록 합니다. 혈액순환이 원활하면 수술로 손상된 조직에 영양 공급이 잘되어 회복에 도움이 됩니다. 가끔 멍이 생기는 경우가 있는데 이때 역시 온찜질이 좋고, 온찜질을 하면 통증이 누그러지니 여러모로 좋습니다.

또 많이 부어 창피하다고 집에만 있지 말고 하루에 30분 이상 산책을 하면 신진대사가 활발해져 부기가 빨리 가라앉습니다. 수술하고 2주일이 되면 교합이 안정되고 턱이 바른 위치에 자리 잡도록 물리치료를 시작해야 합니다. 병원에서 알려 주는 물리치료 방법을 열심히 실천해 턱 부위를 움직이면 부기가 빨리 사라지고 회복도 앞당길 수 있습니다. 하지만 부기는 어차피 시간이 지나면 빠지게 마련이므로 부기 관리 마사지 등을 따로 받을 필요는 없습니다.

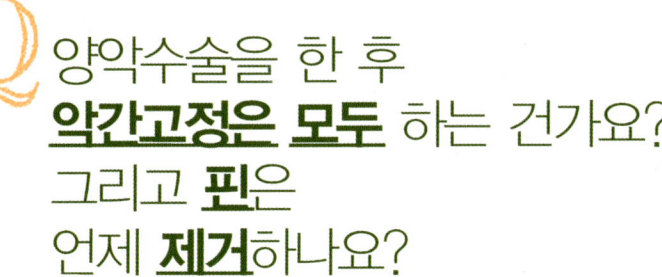

Q 양악수술을 한 후
악간고정은 모두 하는 건가요?
그리고 **핀**은
언제 **제거**하나요?

악간고정은 흔히 입묶음이라고도 부르는데, 양악수술 후 원하는 좋은 결과를 얻기 위해서는 반드시 필요한 과정입니다. 이것은 수술로 정상교합이 된 아래턱의 운동을 통해 턱이 빨리 기능을 회복하고 적합한 위치에 고정되도록 돕는 것입니다. 그리고 입이 벌어지거나 수술 전의 상태로 되돌아가는 등의 합병증을 방지하는 역할도 합니다. 수술 후 숨을 쉬기가 어느 정도 편안해지면 단단한 재질로 된 장치로 악간고정을 시작하는데, 수술 후 2주가 되면 악간고정 장치가 부드러운 고무 재질로 바뀌고 이때부터는 스스로 묶고 풀 수 있게 됩니다. 말하거나 식사할 때는 풀고, 쉬거나 잠잘 때는 묶는 겁니다. 스스로 조절할 수 있기 때문에 생각보다 어렵지 않게 악간고정

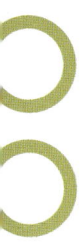

과정을 거칠 수 있고요. 악간고정은 수술 6주차까지 하는 것이 일반적으로, 시간이 지나면서 장치를 하고 있는 시간을 점차 줄여 가게 됩니다.

핀은 양악수술 시 계획한 위치에 뼈를 고정하는 데 사용하는 것입니다. 임플란트에 사용하는 티타늄으로 되어 있어 인체에 무해하고 다양한 크기와 모양이 있으며, 수술할 때 필요한 만큼 구부려서 사용합니다. 핀은 양악수술을 하고 6개월에서 1년 사이에 수술을 통해 제거합니다. 수술한 지 6개월가량이 되면 뼈가 굳어 핀을 제거해도 되며, 2년이 지나면 뼈가 핀을 덮어 핀만 깨끗하게 제거하기가 어려워지므로 상태를 파악하여 적당한 시기에 제거하도록 합니다.

간혹 공항 검색대를 지날 때 괜찮은지 궁금해하는데 문제없이 통과할 수 있습니다. 핀제거수술은 20~30분 정도 걸리며 당일 퇴원이 가능합니다. 많이 붓지 않기 때문에 다음 날부터는 일상생활이 가능하나, 입속을 절개하므로 봉합한 부위가 다 나을 때까지는 음식을 섭취할 때 불편할 수 있습니다. 234~235페이지의 「악간고정이란?」에 더욱 자세한 내용이 있습니다.

Q 입 안의 상처는 어떻게 관리해야 하나요? 그리고 언제부터 **세수**를 하고 **양치질**과 **샤워**를 할 수 있을까요?

양악수술은 입속을 절개하므로 그 부위를 봉합한 상처가 남지만 겉으로 드러나는 상처는 없습니다. 보통 1주일이면 실밥을 제거할 수 있을 정도로 아무는데, 아물기 전에는 가능한 한 건드리지 않는 것이 좋습니다. 뜨거운 음식보다는 차가운 음식을 먹는 것이 입속 상처를 치유하는 데 도움이 되고 감염이 되지 않도록 가글을 자주 하는 것이 좋습니다.

입속 상처를 제외하고는 외부에 상처가 없기 때문에 얼굴에 물이 닿아도 관계없지만, 얼굴이 많이 부어 있고 밴드가 붙어 있어 물로 세수를 하는 것은 어려우니 처음 3일간은 물티슈나 물수건으로 살살 닦도록 합니다. 물론 3일이 지난 다음부터는 가벼운 비누 세안이 가능합니다.

수술 1주일 후부터는 양치질과 샤워를 할 수 있지만, 식사를 제대로 못해 현기증이 날 수 있으니 오랜 시간 샤워하지 않도록 합니다.

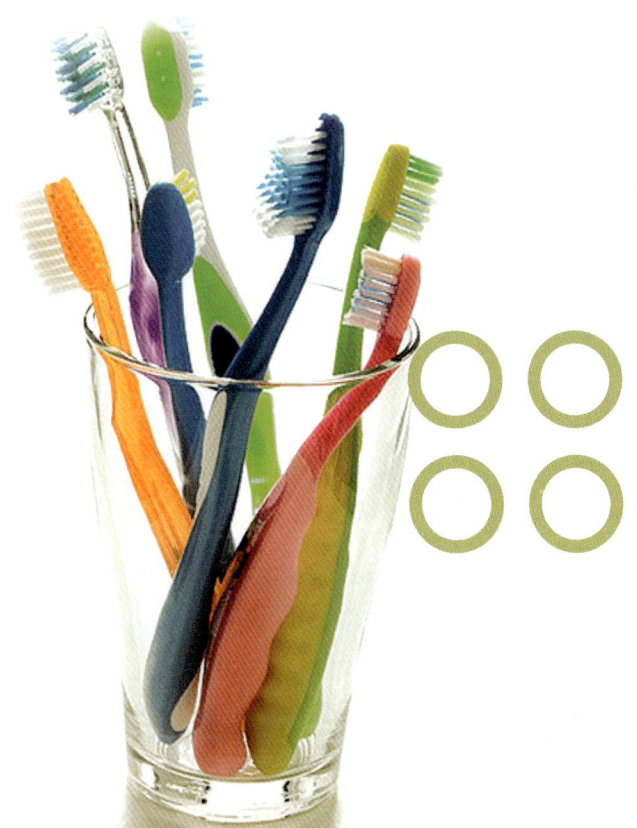

Q 양악수술을 받은 뒤 **해서는 안 될 것들**이 있나요?

양악수술 후 2개월까지는 금주와 금연을 반드시 지켜야 하고 3개월까지는 얼굴에 압력이 가해지는 마사지는 피해야 합니다. 이 기간에 음주를 하고 흡연을 하면 입 안의 상처가 아물기는커녕 염증이 발생할 우려가 있습니다. 술을 마시면 체온이 상승하여 염증이 생길 수 있을 뿐 아니라 취한 상태에서 자신도 모르게 턱에 충격을 주는 과격한 행동을 할 수 있으니 더욱 조심해야 하는 거죠. 그리고 우리가 몰라서 그렇지 담배를 피우면 중심 온도가 순간적으로 900도 가까이 오른다고 합니다. 그래서 입 안의 온도가 높아져 건조해지면 세균이 활동하기 쉬워 염증이 생길 수 있기 때문에 금연을 해야 하는 겁니다.

또한 수술 후 3개월까지는 압력을 가하는 마사지를 피해야 합니다. 양악수술 후 얼굴의 부기를 가라앉히는 데에는 림프액이 원활하게 순환되도록 하는 가벼운 마사지가 도움이 되지만, 수술 부위의 뼈가 완전히 접합되기 전까지는 얼굴에 힘을 가하는 경락 마사지 등은 피하는 것이 좋습니다.

> "수술을 하고 2개월까지는 감염의 우려가 있어 금주와 금연을 지켜야 합니다"

Q 양악수술 후 **마사지**는 언제부터 하나요?

보통 수술을 하고 나면 2~3일은 수술 직후보다 더 부어올라 대부분의 환자가 뭐가 잘못된 건 아닌지 걱정합니다. 하지만 이때를 넘기고 나면 관리를 잘한 경우, 2주일 정도 지나면 약간 살이 찐 듯한 부기만 남습니다. 그리고 서서히 부기가 빠져 2~3개월이 되면 완전히 빠지고 턱은 제자리를 잡습니다.

수술 후 2주부터는 림프액의 순환이 원활하도록 림프절을 살살 만져주는 마사지를 하도록 합니다. 그리고 따뜻한 타월을 얼굴 위에 가볍게 얹어 두는 온찜질도 부기가 빠지는 데 도움이 됩니다. 부기 관리에 관해서는 88~89페이지를 보세요.

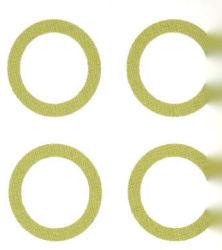

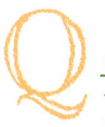 콧구멍이 넓어진 것 같아요.
부기가 빠지면
괜찮아지나요?

양악수술 시 위턱 상악 수술은 코 아래 부분을 절개·박리하여 진행합니다. 입속으로 절개하므로 외관상 보이지 않지만 많이 움직이는 부위이기 때문에 수술 후 코 안쪽에도 부기가 생길 수 있습니다. 그런데 코와 입술은 조금만 부어도 쉽게 눈에 띄는 부위죠. 그래서인지 코가 부었을 뿐인데 콧구멍이 커졌다거나 코의 모양이 변한 것 같다고 호소하는 경우가 있습니다. 부기가 빠지면서 코의 부기도 빠지기 때문에 시간이 지나면 해결되는 문제입니다. 다만 위턱을 앞으로 많이 이동시키는 수술인 경우, 코퍼짐 현상이 올 수 있어 이를 방지하기 위해 수술 시 콧날개를 묶어 주기도 합니다.

Q 양악수술을 하면 **반드시 치아교정**을 해야 하나요? 그리고 **발음**도 달라진다는데 정말인가요?

이미 여러 번 이야기했지만 턱의 위치가 달라지면 치아교합은 달라집니다. 치아교합은 그대로 둔 채 턱을 이동하는 수술 계획을 세운다면 수술 전후 교정치료는 받지 않아도 되지만, 턱의 변형이 나타난 경우에는 대부분 부정교합이 수반되어 치아교정이 요구됩니다.

간혹 "저는 안면비대칭이지만 치아는 바르거든요" 하는 경우가 있습니다. 이런 경우는 대개 치아가 안면비대칭인 턱에 맞추어 자리를 잡았기 때문에 제대로 맞물려 있는 것으로 보일 뿐, 턱이 제자리를 찾게 되면 치아는 더 이상 맞지 않는 상태가 되기가 쉽습니다. 안면비대칭 뿐 아니라 주걱턱, 돌출입, 무턱 등 양악수술이 필요한 대부분의 경우가 이에 속합니다. 그러므로 수술을 하면 수술 직후 달라진 턱의 위치에 따라 치아교합이 어느 정도 가능하도록 수술 전 교정치료는 물론, 양악수술 후 달라진 턱의 위치에 따라 치아교합을 치밀하게 맞추기 위한 교정치료를 해야 합니다.

이미 잘 알다시피 양악수술이 필요한 환자는 거의 부정교합을 가지고 있죠. 부정교합은 치아 건강상의 문제를 일으키기도 하지만, 발음상의 문제를 일으킵니다. 치아가 맞닿지 않기 때문에 발음 기관인 치아와 잇몸, 입술, 혀의 상호 작용에 의한 마찰음이나 파열음 등의 발음이 부정확해지거든요. 양악수술을 통해 부정교합이 개선되면 이 문제 역시 자연히 개선되어 발음이 좋아지게 됩니다.

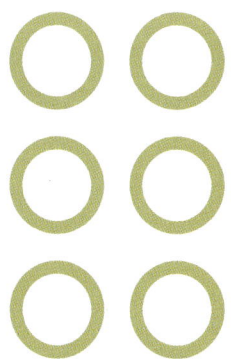

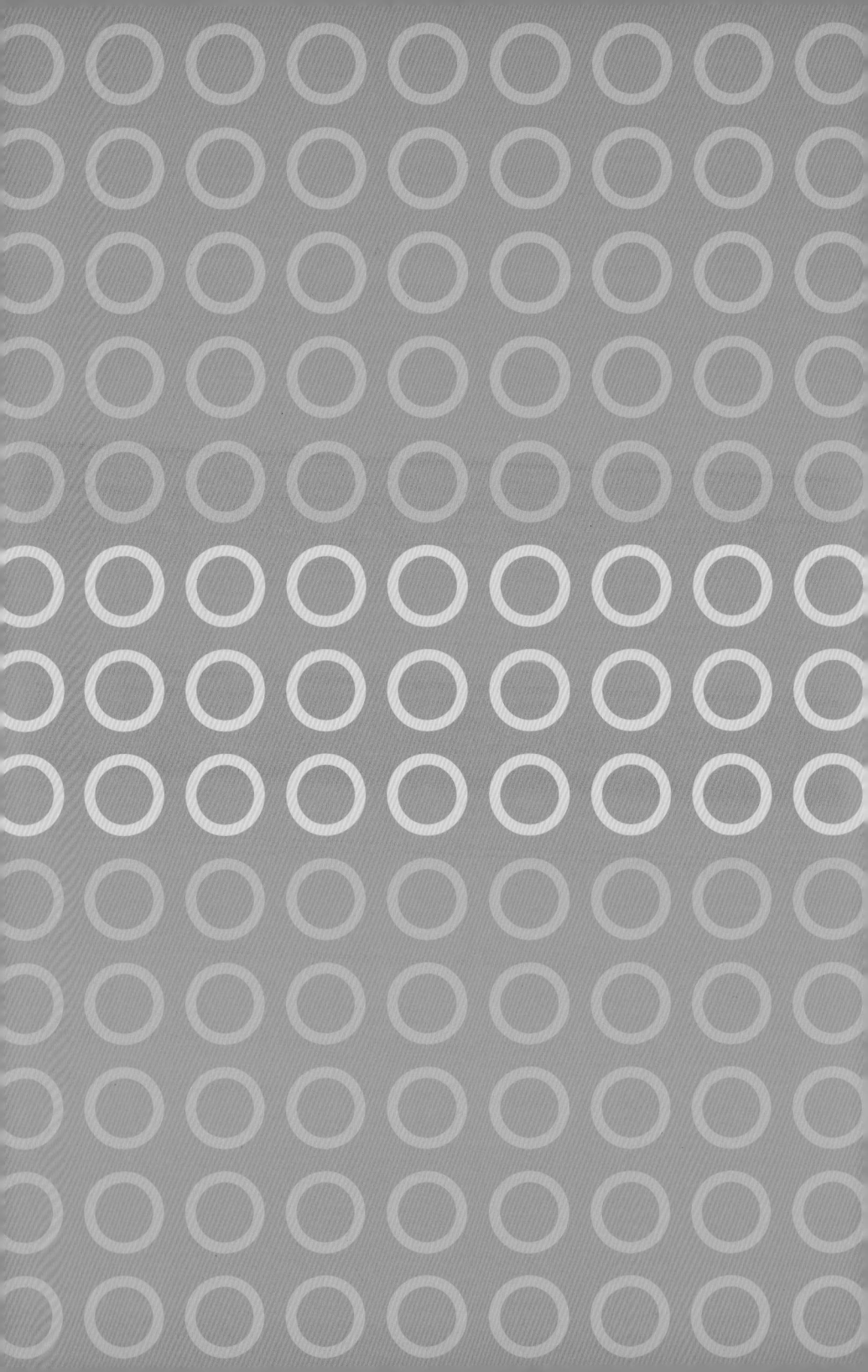

Chapter 2

아름다운 얼굴,
자신감 있는 얼굴을 찾아서

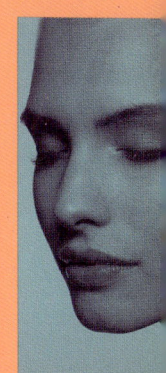

병원 **홍보**에 담은 **진심**

홍보를 해보기로 결심했다. 환자는 꾸준히 늘고 있어 병원이 어려운 게 아니라 왠지 화가 난다. 거리에, 버스에, 지하철에, 그리고 인터넷까지 온통 양악수술 광고로 넘쳐난다. 모두 성형외과다. 분명 양악수술은 구강외과에서 하는 수술인데 한쪽에서만 목소리를 내니 환자들이 헷갈리는 건 당연하다.

이건 아니다 싶고 그러다 양악수술이 비정상적인 수술로 발전할 것 같아서 이 분야를 지켜야 한다는 책임감에 홍보를 해보기로 한 것이다. 대형 병원에서 뿌리는 광고비에는 턱없이 부족한 예산으로 무엇을 할 수 있을까 고민하다 광고 쪽 일을 하는 중학교 동창에게 크리에이티브 디렉터 Y 씨를 소개받았다.

말은 꺼냈지만 막상 홍보를 할지 말지 망설이고 있는 내게 일단 위즈치과에 대한 분석과 광고 방향에 대한 프레젠테이션이나 들어 보란다. '까칠한 나를 Y 씨가 과연 설득할 수 있을까?' 싶은 마음으로 참석했는데 결과는 대만족이었다. 양악수술을 광고하는 다른 성형외과들처럼 최신 시설과 장비, 최고의 의료진, 달라진 환자 사진을 내세우며 광고하지 말고 내가 줄곧 해오던 이야기를 담자는 것이었다. 프레젠테이션에 앞서 Y 씨가 한 이야기인즉슨, 세상에 수술을 받겠다고 찾아온 환자를 하지 말라고 야단치며 돌려보내는 개원의가 어디 있느냐는 것이었다. 이런 솔직함이 오히려 광고 거리가 된단다. 겁 많고 걱정 많아 직접 사진 찍고 직접 측정해 가며 꼭 필요한 환자에게도 수술을 한 번 더 생각해 보라며 진심으로 대하는 위즈치과의 진료 철학을 홍보의 주제로 삼자고 한다.

오케이. 정말 그런 홍보를 할 것인가 망설임이 없었던 건 아니지만, 내가 하고 싶은 말을 대중에게 소리칠 수 있다면 얼마간 경제적 손실이 있더라도 의미 있는 일이라고 생각했기에 이것저것 따지지 않고 진행해 보기로 했다.

나로서는 상당히 큰 액수의 비용이 들었고, 결과적으로 환자가 늘었다고 체감하지도 못했다. 하지만 내 진심이 무엇인지 알고 찾아온 이들이 내 환자가 되었기에 그들은 나를 믿고 따라 준다. 홍보는 내가 하고 싶었던 이야기를 조곤조곤 할 수 있는 기회가 되었다. 상담을 하는 실

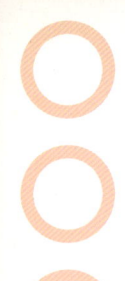

장들 또한 신뢰를 갖고 있는 환자만 온다고 좋아한다. 그래, 차라리 잘되었다. 믿어 주는 만큼 난 더 최선을 다할 뿐이다.

나는 제 발로 찾아온 환자를 돌려보내는 의사다. 더러 양악수술이 필요하지 않으니 하지 말라며 돌려보냈던 사람이 다른 병원에서 수술하고 찾아와서는 재수술을 받고 싶다고 운다. 본디 재수술은 더욱 어려운 경우가 대부분이다 보니, 그런 환자를 대할 때면 늘 마음이 아프다. 다른 병원에서 당일에 수술 예약을 하면 수술비를 절감해 준다고 해서 예약을 하고 검사까지 받은 뒤 본인에게 수술이 정말 필요한지 아닌지 궁금해서 나를 찾아와 상담을 받고는 수술할 필요가 없다는 말을 듣고 그만둔 사람도 꽤 있다. 또 가끔은 수술하지 않아도 된다고 그냥 돌려보낸 환자가 매우 불쾌했다는 글을 온라인 커뮤니티에 남기곤 한다. 다른 병원에서는 양악수술을 해야 한다고 했는데 위즈치과에서는 꼼꼼히 보지도 않고 수술하지 말라고 했다는 내용이다. 꼼꼼히 살펴보지 않아도 너무 정상인데 무슨 수술이 필요하다는 건지……. 가끔 답답함을 느끼지만 믿어 주는 환자가 더 많다는 것을 안다.

양악수술은 정말 필요한 사람만 욕심내지 말고 해야 하며 안정적인 결과를 위해 노력하고 이에 만족해야 한다. 사실 양악수술이 필요한 사람이 그렇게 많지는 않다. 그런데 어째서 양악수술이 필요하지 않은 환자를 돌려보내는 것이 위즈만의 '특별한 차이'가 되어 버린 걸까. 아무튼 사람들에게 전하고 싶은 나의 진심을 담은 광고는 이렇게 진행되었다.

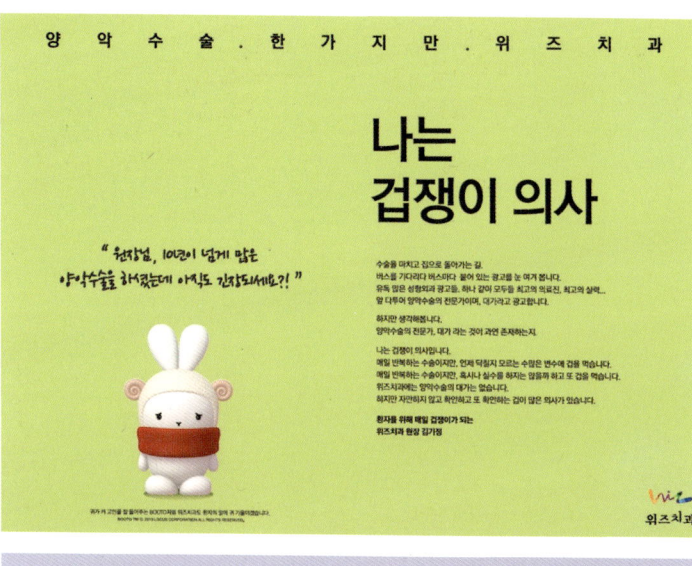
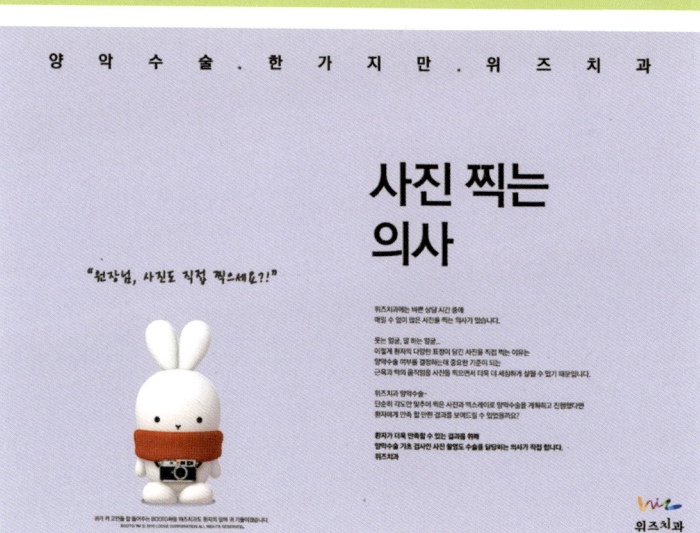

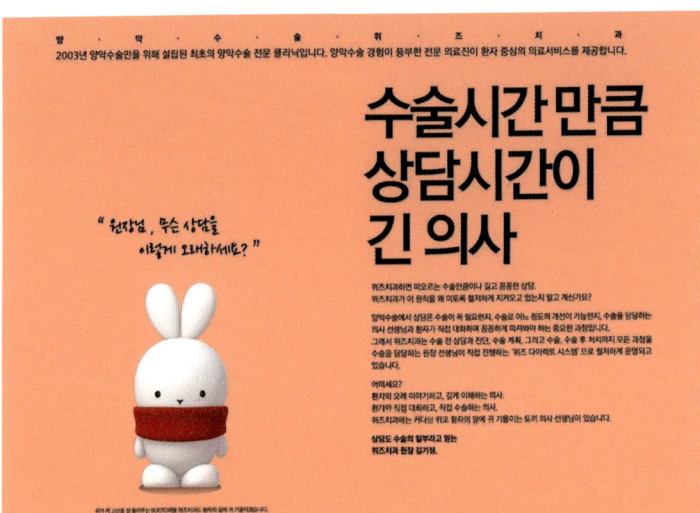
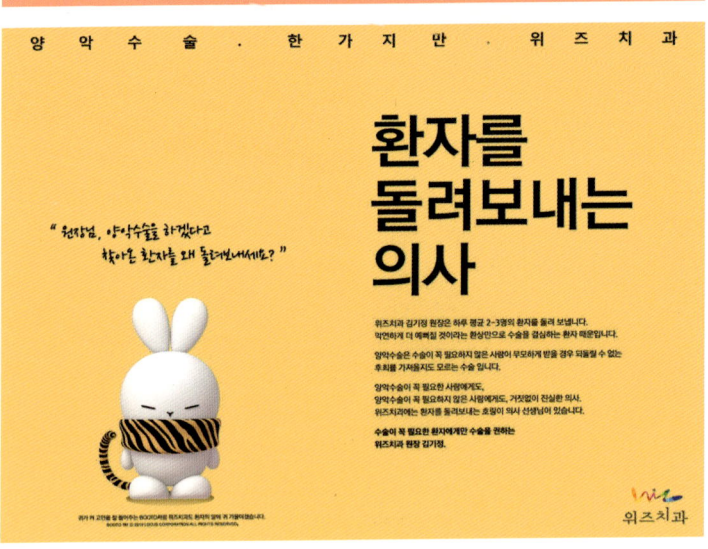

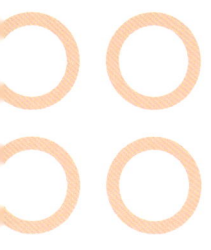

<u>양악수술</u>이
<u>검색어 1위</u>였던 하루

하루 종일 정신이 없다. 출근을 해서 보니 양악수술이 검색어 1위이다. 양악수술. 의사들도 잘 쓰지 않던 말이 이제는 포털 사이트 인기 검색어 1위가 될 만큼 누구나 아는 말이 되어 버렸다. 모 개그맨이 양악수술을 받고 나서 달라진 모습을 공개하면서 이슈가 되었나 보다. '오늘은 좀 시끄럽겠구나' 하고는 수술을 끝내고 나오니 인터넷이 난리도 아니다. 성형수술을 받고 발뺌하는 것이 원칙인 연예인들이 이제는 오히려 광고를 해준다. 뭐든 과한 것은 부족함만 못하다 했는데…….

그래도 이번 경우는 수술이 필요한 사람이었으니 문제는 아니겠다 싶었는데, 대중은 전후 사정은 생각지 않고 광고한 사람이 의도하는 대로 흘러간다. 오늘 하루 몇만 명이 병원 홈페이지를 방문하다 보니 마비 상태가 되어(다른 병원도 그랬겠지?) 홈페이지에 과부하가 걸려 급기야 다운이 되기도 했다(이런 일도 경험하네). 내일부터 양악수술을 생각해 본 적도 없고 심지어 양악수술을 해서는 안 될 사람들이 환상을 좇아 수술을 받겠다는 상담이 이어질까 걱정이다.

오늘은 수술이 두 건 있었는데, 둘 다 무척 까다로운 케이스라 평소보다 힘들게 수술을 진행했고, 수술을 마치고 나니 점심시간이 거의 끝날 무렵이었다. 우리 병원은 수술을 반드시 오전에 끝낸다. 그래야 사고가 없다. 오전에 수술한 환자의 상태를 하루 종일 지켜보다 안정적이라고 판단되면 퇴근하기 때문이다. 그렇게 오전에 수술을 끝내고, 오후 내내 외래 환자 진료를 하고, 사전에 세워 놓은 수술 계획을 병원 원장들과 상의하고, 모델 수술을 확인하고, 퇴근하면서 집 앞에 있는 후배의 교정치과에서 수술 계획을 다시 상의했다. 그러곤 집에 들어와 묵은 김치에 삶은 돼지고기를 곁들여 막걸리를 한잔하면서 아들들과 이야기를 나누려는데 전화벨이 울린다.

예감이 좋지 않다 싶더니 역시나 병원. 오늘 수술한 환자의 한쪽 얼굴이 급격히 붓는단다. 몇 시간 전 회진을 돌 때만 해도 멀쩡했던 환자다. 부리나케 옷을 챙겨 입고 택시 타고 10여 분 만에 도착. 환자의 오른쪽 얼굴이 부었다. 수술할 때 지방 조직 사이에서 피가 약간 나긴 했지만 잘 지혈했는데, 다시 피가 나는 듯하여 적절히 압박지혈을 하고 조금 기다리니 멈춘다. 상황 해제. 별일은 아니지만 환자와 보호자는 놀랐을 것이고 처치가 늦어졌다면 환자는 밤새 힘들어했을 게다. 그리고 나는 내일 무지막지하게 부어 있는 환자의 얼굴을 보았겠지.

병원 내 방에 돌아가 30분쯤 있다가 병실에 한 번 더 가서 환자 얼굴이 더 이상 안 붓는지 확인하고 집에 가야겠다. 시간이 너무 늦어 이제는 배고픈 것도 모르겠다.

하루도 마음 편한 날 없이 이렇게 살아야 하나 싶어 그냥 다 접고 어디 조용한 데에 가서 아이들과 살면 안 될까 싶기도 하다. 오늘은 양악수술이 검색어 1위인 날이다. 양악수술, 나 원 참.

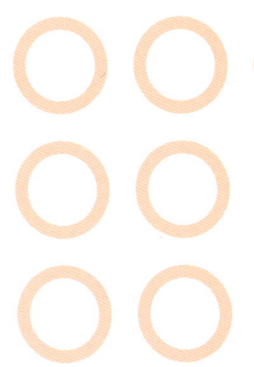

동안이 되었대요

요즘 여성들은 '예쁘다', '멋지다'라는 소리도 좋아하지만 '어려 보인다'라는 말을 들을 때 무척 좋아하는 것 같다. 어려 보이게 하는 요소에는 여러 가지가 있겠지만, 얼굴 비율이나 턱의 모양이 적잖은 비중을 차지한다. 어려 보이는 얼굴은 아이의 얼굴과 비슷하다. 이마 끝에서 눈썹까지를 상안 면부라고 하고 눈썹에서 코 끝까지를 중안 면부, 코 끝부터 턱 끝까지를 하안 면부라고 하는데, 어려 보이는 얼굴 대부분은 하안 면부가 차지하는 비율이 작다. 그렇기 때문에 턱이 유난히 발달되어 있는 주걱턱의 경우, 턱이 얼굴에서 차지하는 비율이 커서 나이 들어 보이는 얼굴이 된다. 또 턱이 길이 길면 나이 든 인상이 되기 쉽다. 턱의 모양은 사람의 인상을 결정짓는

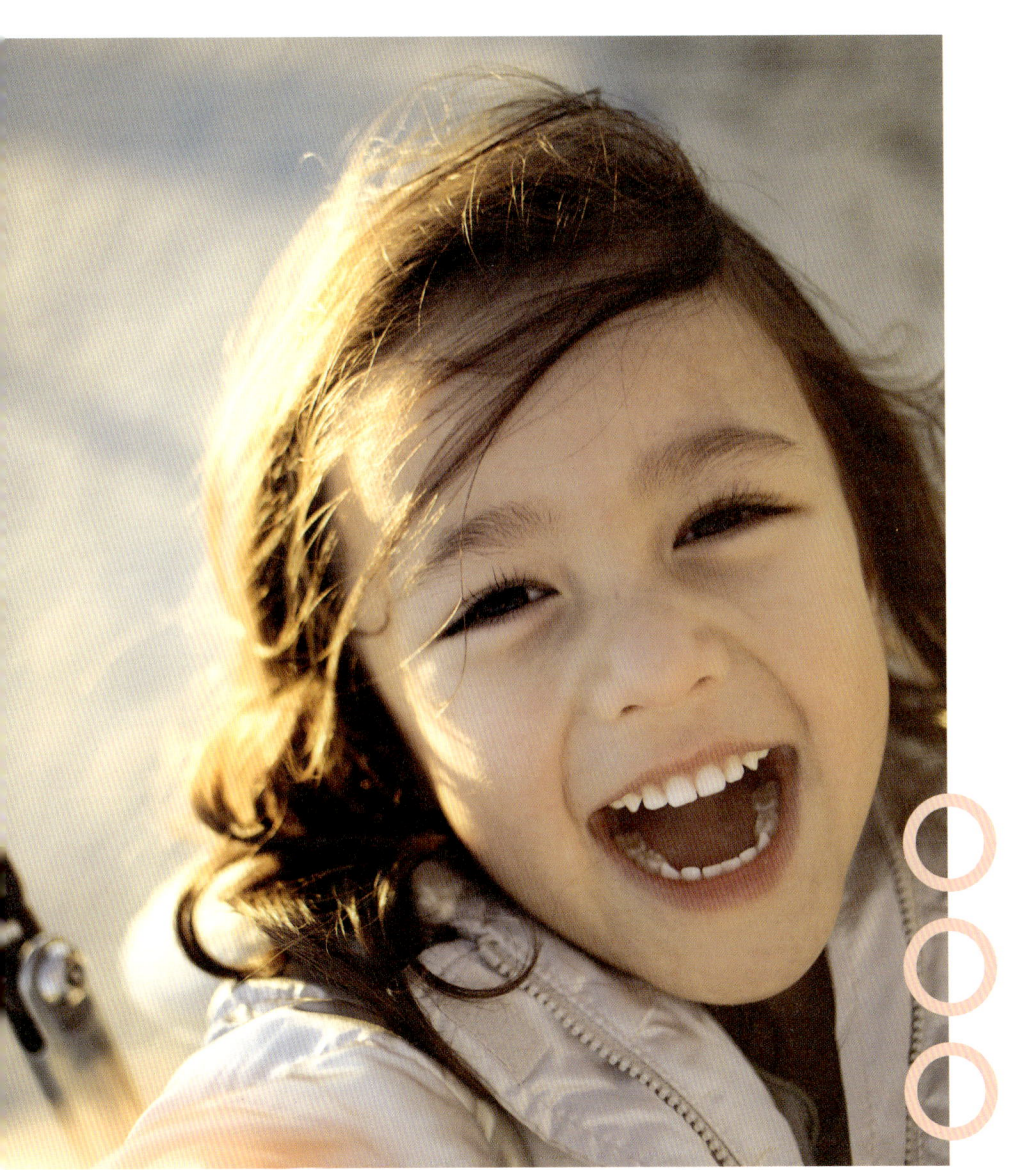

중요한 요소이다. 주걱턱을 가진 사람들은 심하면, 남들 앞에 나서기를 꺼리는 데다 어려서는 놀림을 받거나 어느 환자의 고백처럼 마녀 소리까지 들어야 하니 이만저만한 고민이 아닌 게 사실이다. 더욱이 턱이 길어 나이까지 들어 보이니 억울하지 않을 수 없다.

수술 후 회복 단계에 들어서며 병원을 찾는 환자들에게 자주 듣는 이야기가 주변에서 어려 보인다고 한다는 것이다. 주걱턱은 턱이 클 뿐 아니라 앞으로 나와 있어 억센 인상을 주며 입꼬리가 처져 나이 들어 보인다. 게다가 주걱턱을 가진 사람은 턱이 길어 '긴 얼굴'을 호소하는 경우가 적잖아, 이 두 가지가 겹치면 더욱 나이가 들어 보이는 건 어쩔 수 없다.

이런 주걱턱의 모양이나 위치, 길이를 교정하는 것은 양악수술이 유일한 방법이다. 수술 전후의 교정치료 기간이나 수술 후 입원 그리고 통원 치료 기간까지 긴 시간과 적잖은 비용, 수술 후에 따르는 고통. 환자들은 이것들을 기꺼이 치르고 그간의 아픔을 이겨 내 기쁨의 순간을 맞이한다. 물론 외모 때문만이 아니라 위아래 치아가 제대로 맞물리면서 턱은 제 기능을 찾는다. 하지만 남들 눈에 돋보이는 수술 후의 가장 큰 대가는 무엇보다 어려 보인다는 평가이고, 그런 이야기를 듣기 싫어할 사람은 없다.

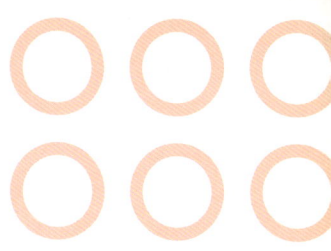

일거양득의 **기쁨**

사람의 얼굴은 대칭을 이루지 않는 것이 일반적이어서 어찌 보면 그게 정상이다. 두개골은 대부분 오른쪽과 왼쪽 중 어느 한쪽이 좀 더 우세하게 자라는 편향 성장을 하는데, 그 때문에 눈의 크기가 다르거나 한쪽 눈에만 쌍꺼풀이 있는 경우는 흔하다.

우리가 스크린이나 텔레비전에서 보는 연예인이나 배우 중에도 비대칭을 가진 사람은 꽤 있다. 그들은 오른쪽이면 오른쪽, 왼쪽이면 왼쪽, 자신 있는 쪽으로만 사진을 찍는 경우가 많다고 한다. 하지만 그들을 보고 안면비대칭이니 수술을 받아야 한다고 생각하는 사람은 없다. 불균형의 요소가 있음에도 얼굴이 전체적으로 균형과 조화를 이루고 있으면 아름답고 멋있어 보이며, 좌우 얼굴이 다른 느낌이라 연기자에게는 더욱 매력적인 조건이 되기도 하는 것이다.

안면비대칭은 한마디로 턱뼈의 중심이 얼굴 중심선에서 많이 벗어나 있는 것을 가리킨다. 선천적으로든 사고에 인해서든 한쪽 턱뼈만 치우쳐 성장하여 치아교합 상태가 좋지 않고 턱은 제 기능을 하지 못하며 외모상으로도 좋지 않다.

성형외과라고 모두 외모를 위한 수술만 하는 건 아니지만, 구강외과에서 하는 양악수술은 첫 번째가 턱과 치아의 본래 기능을 되찾기 위한 것이다. 제 기능을 찾고자 턱의 위치나 길이, 모양 따위를 교정하다 보면 저절로 외모에 변화가 오고 예뻐진다. 그야말로 도랑 치고 가재 잡는 격이다. 안면비대칭을 교정하는 양악수술이야말로 이런 일거양득의 대표적인 예이다.

> "양악수술은 턱과 치아의 기능을 되찾는 것이 첫 번째이다. 그리고 나면 저절로 외모에 변화가 생겨 예뻐진다"

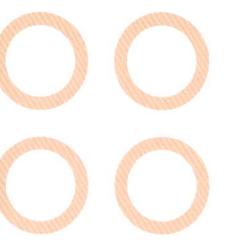

웃음이 <u>아름답지 못해</u>
슬픈 얼굴들

"웃으면 복이 온다", "웃는 얼굴이 화내는 얼굴보다 아름답다."

그냥 웃는 게 보기 좋다고 하는 말들이 아니라 웃으면 행복한 마음이 되고, 행복한 사람은 무엇을 하든 열심히 잘할 것이고, 그러다 보면 더욱 즐거워지고 저절로 복이 찾아온다는 뜻일 게다. 또 웃음 띤 얼굴을 보고 화내기보다는 덩달아 웃게 되니 주변이 환해지며 나쁜 일보다는 좋은 일이 생기지 않겠는가.

1988년 세 명의 심리학자 스트랙, 마틴, 스테퍼는 이런 실험을 했다. 사람들을 두 그룹으로 나눈 다음 한 그룹에게는 입에 볼펜을 물도록 하고 다른 한 그룹에게는 윗입술과 코 사이에 볼펜을 끼우도록 했다.

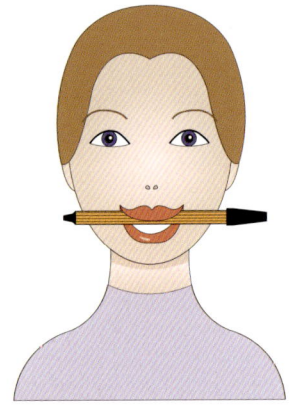 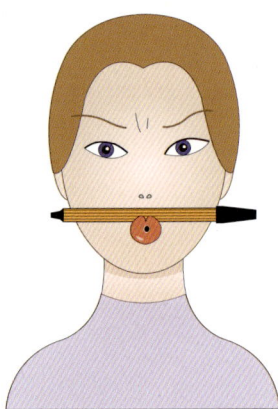

앞의 그룹은 웃는 얼굴이 되고 뒤의 그룹은 찡그린 얼굴이 되게 한 것이다. 그러고는 만화를 보여 주고 얼마나 재미있는지 점수를 매기도록 했는데, 입에 볼펜을 물어 웃는 얼굴이 된 그룹이 그렇지 않은 그룹보다 높은 점수를 주었다. 찡그린 표정을 짓게 된 사람들은 만화를 보아도 부정적인 감정이 생겨나 상대적으로 낮은 점수를 매긴 것이다. 웃으면 기분이 좋아지고, 기분이 좋아지면 행복하고, 행복하면 예쁜 얼굴이 된다.

웃는 얼굴은 누구나 예쁘지만 심미적으로 더욱 예뻐 보이려면, 아름다운 호弧를 그리며 앞니가 조금 드러나고 뒤쪽으로 갈수록 점점 작게 보이는 치아 라인을 형성해야 한다. 이것을 웃음호 또는 스마일 라인이라고 하는데, 균형 잡힌 비율을 가진 얼굴일수록 이 기준에 잘 부합한다. 그러나 주걱턱은 턱이 크거나 길고 앞으로 나와 있어 웃어도 아름다워 보이기가 어렵다. 위아래 턱에 변형이 있으니 치아가 드러나는 모양이 아름다운 미소의 기준과 멀 수밖에 없다. 턱 때문에 보기 좋은 스마일 라인이 그려지기는커녕 턱이 앞으로 나오면서 주변 입매를 결정하는 근육의 모양마저 변하게 하여 입꼬리가 아래로 처져 미소가 아니라 비웃음으로 보인다. 웃어도 아름답지 않은 얼굴이 되는 것이다. 본인은 기뻐서 웃는 것인데 '썩소'로 보는 사람이 많다는 주걱턱 환자들의 하소연은 이런 이유 때문이다.

주걱턱은 수술이나 치료를 통해 턱뼈와 연조직, 근육을 교정하면 얼굴의 비율이 개선되어 웃지 않고 가만히 있어도 앞얼굴, 옆얼굴 모두 매력적이 된다. 웃을 때 처지던 입꼬리에 변화가 생겨 입매가 예뻐지고 드러나는 치아의 라인도 예뻐지니 자신 있게 자꾸 웃는 행복한 사람이 된다.

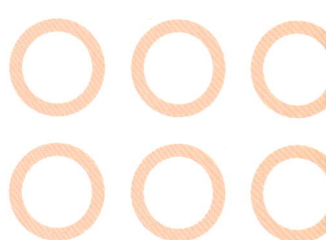

턱뼈만 **줄이면** 되나요?

얼마 전 한 인터넷 카페에서 타 병원에서 양악수술을 받은 사람이 수술 전과 후의 사진과 함께 불만이 담긴 글을 올려놓은 것을 보았다.

사진 속 주인공은 주걱턱 때문에 수술을 받았다고 했는데, 수술 전 사진으로 보아서는 주걱턱이 그리 심하지는 않고 얼굴 크기는 작은 편에 속했다. 그런데 수술 후 이중턱이 생겨서 주걱턱일 때와 마찬가지로 스트레스를 받고 있다는 내용이었다. 턱의 길이를 줄여 얼굴 길이가 짧아져 작은 얼굴은 되었지만, 주변의 연조직은 그대로 있어 결국 이중턱이 만들어진 것이다.

연조직을 고려한 양악수술의 중요성은 아무리 강조해도 지나치지 않다. 수술을 하는 부위는 턱뼈지만, 턱뼈 주위에는 연조직과 근육들이 자리 잡고 있다. 그러므로 턱뼈와 연조직의 관계, 근육의 양이나 모양을 고려하지 않고 무조건 턱뼈를 줄이는 수술을 하면, 턱뼈의 크기보다 많은 연조직으로 인해 근육이 과도하게 남아 이중턱이 만들어진다. 무리하게 턱뼈만 줄이면 엑스레이상으로는 작은 얼굴이 될지 몰라도 외모는 오히려 전보다 못한 얼굴이 될 수 있다. 이거야말로 혹 떼려다 혹 붙이는 격이다.

양악수술에서 제 기능 찾기와 외모의 개선, 이 두 가지의 조화는 최우선이 되어야 한다. 간단히 말해 기능도 살리고 외모도 살리는 수술이 되어야 한다는 뜻이다. 이를 염두에 두지 않고 어느 하나에만 치중하면 수술 후에 오히려 외모를 해치는 결과가 되거나 기능상으로 수술 전과 다를 바가 없는 결과가 되며, 이는 실패한 수술이라고 볼 수 있다. 다시 말하지만 기능과 외모, 외모와 기능 둘 다 동시에 좋아져야만 제대로 된 양악수술이며, 그렇게 하기 위해서는 얼굴을 이루고 있는 턱뼈와 연조직, 근육까지 고려한 수술 계획이 필수적이다.

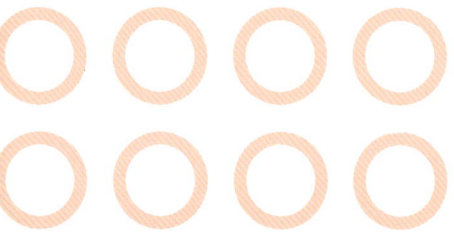

마리 앙투아네트는 주걱턱

「베르사유 특별전」을 한다는 소식을 들었다. 화려한 궁정 문화를 꽃피운 베르사유. 베르사유궁전 하면 가장 먼저 떠오르는 인물이 바로 마리 앙투아네트 왕비가 아닐까. 그런데 베르사유궁전의 마리 앙투아네트가 주걱턱이었다는 사실을 알고 있는 사람은 많지 않다.

루이 16세의 왕비였던 마리 앙투아네트는 오스트리아 출신이다. 오스트리아는 유럽 전역에 왕족을 보내 정략결혼을 시켰고, 이것이 오스트리아가 600년 동안 번성하는 데 크게 기여했다. 마리 앙투아네트와 루이 14세의 왕비 마리 테레즈 도트리슈, 두 사람은 오스트리아의 왕족 합스부르크 왕가 출신이다.

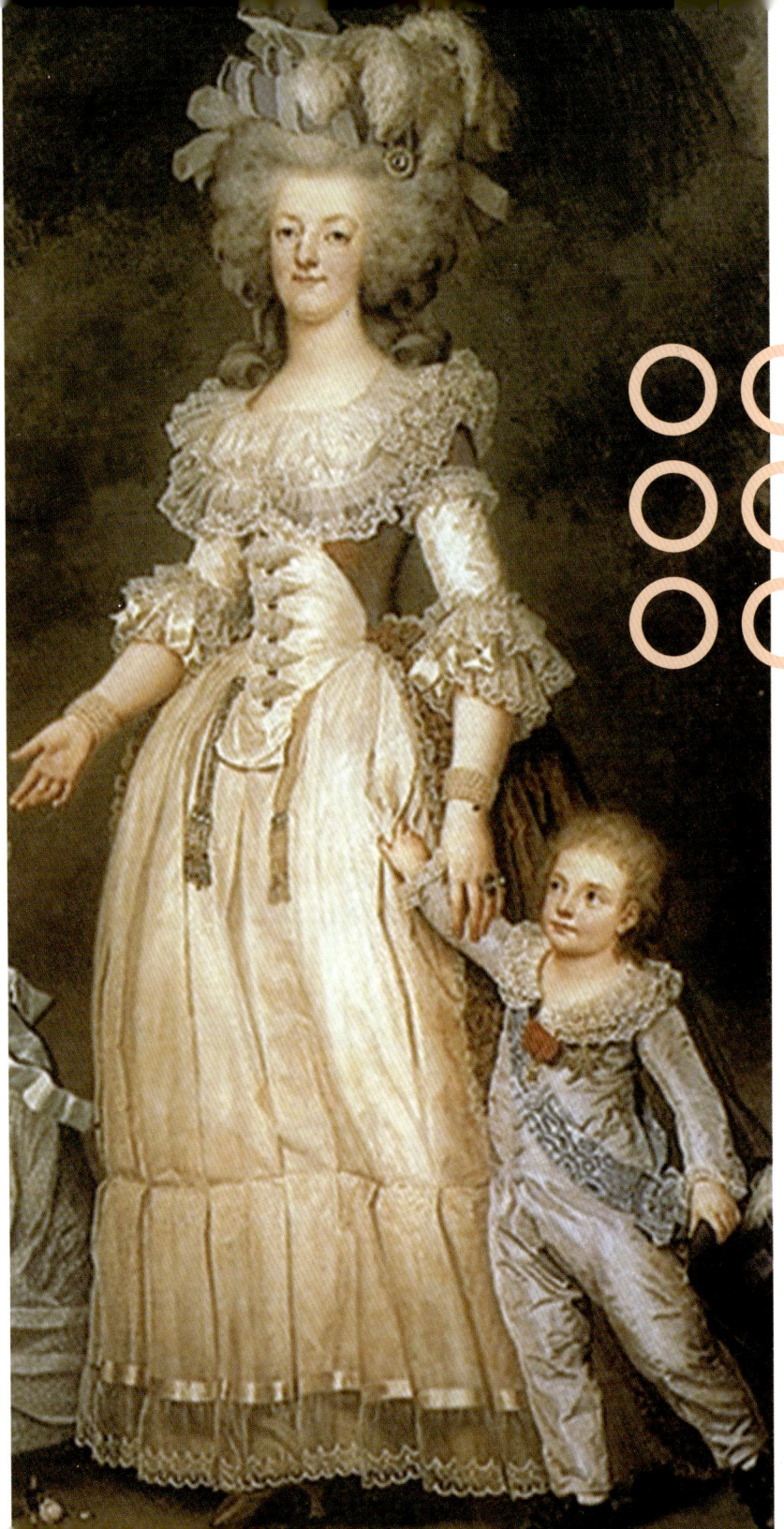

마리 앙투아네트

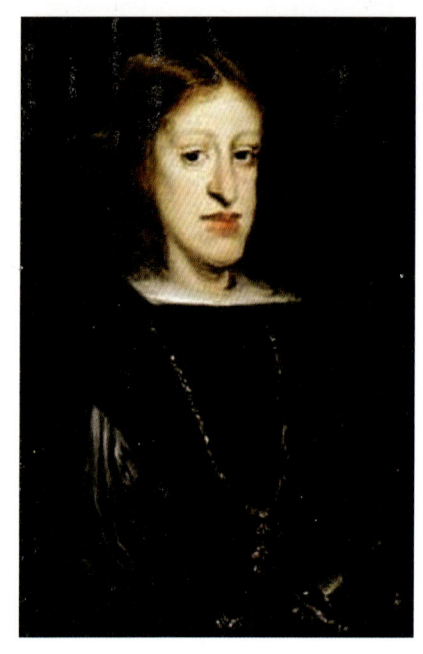
∷ 카를로스 2세

합스부르크 왕가는 오스트리아 합스부르크 왕가와 스페인 합스부르크 왕가로 나뉜다. 그런데 이 합스부르크 왕가는 유럽 왕족과 반복적으로 정략결혼을 하다 보니 결국 근친결혼에서 나타나는 좋지 못한 특성이 자녀들에게 나타났다. 그중 하나가 바로 주걱턱이다.

스페인 합스부르크 왕가의 마지막 왕인 카를로스 2세의 초상화를 보면, 궁정 화가들이 꽤 미화해서 그렸을 텐데도 주걱턱이 눈에 띄니 실제로는 얼마나 심했을지 짐작할 수 있다. 또한 루이 14세의 왕비 마리 테레즈 도트리슈는 주걱턱으로 인해 볼품없는 외모로 유명했다.
마리 앙투아네트 역시 주걱턱인 데다 치아가 삐뚤빼뚤한 부정교합이어서 프랑스 국민에게 놀림거리가 되었다고 한다. 치아교정은 가능했던 시대라 마리 앙투아네트는 몇 개월간 고통스런 치아교정치료를 받고 가지런한 치아를 갖게 되었다는 기록이 있다. 하지만 마리 앙투아네트도 주걱턱만은 어쩌지 못했다. 주걱턱은 20세기 들어서야 턱교정 수술로 교정이 가능해졌으니까. 끔찍한 고통을 견디고 치아교정을 받았다는 마리 앙투아네트. 만약 그 시대에 양악수술이 있었다면 당연히 수술받지 않았을까?

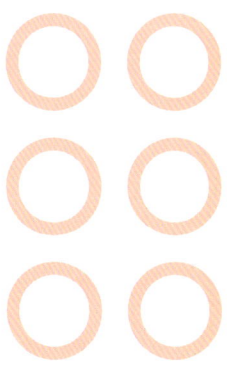

모딜리아니의
우울한 긴 얼굴의 여인들

목이 긴 여인들의 그림으로 유명한 화가 아메데오 모딜리아니. 이탈리아 화가인 그는 독특한 화풍으로 아직까지 많은 사람에게 널리 사랑을 받고 있다. 재주는 뛰어났으나 몸이 허약한 데다 술과 마약에 빠져 방탕한 생활을 하여 작품 활동을 오래 지속하지 못했고, 결국 30대 후반에 병으로 세상을 떠났다. 그 생애의 마지막 3~4년을 함께한 여인 잔 에뷔테른과의 사랑 이야기는 유명하다.

천재 화가 모딜리아니는 잔을 만난 뒤 그녀를 모델로 많은 그림을 그렸다. 병상에 누운 모딜리아니는 잔에게 천국에서도 자신의 모델이 되어 달라는 말을 했고, 잔은 모딜리아니에게 그러마고 대답했다.

모딜리아니가 세상을 떠났을 때 두 사람 사이에는 어린 딸이 있었는

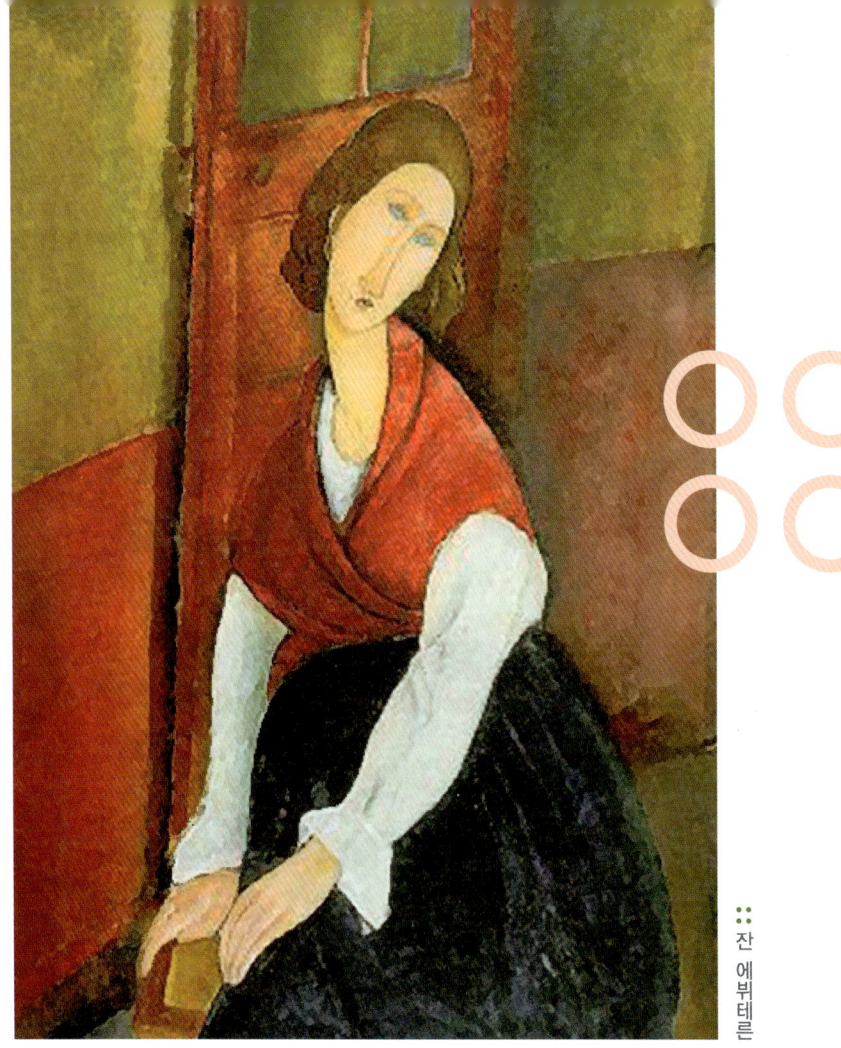

잔 에뷔테른

데, 잔은 모딜리아니가 죽고 이틀 후 슬픔에 못 이겨 임신 8개월의 몸으로 투신자살을 했다. 이런 비극적인 죽음으로 그들의 사랑 이야기는 한층 유명세를 탔다.

모딜리아니는 역사상 가장 잘생긴 화가로 알려져 있다. 그의 실제 얼굴은 둥글고 원만한 형태를 이루고 있지만, 그가 그린 자화상 속에서는 긴 얼굴에 슬픈 눈을 하고 있어 어딘지 모르게 암울한 인상을 풍긴다. 삶이 그다지 행복하지 않았던 탓인지, 이 병약한 천재는 언제나 그림 속 인물의 얼굴을 길게 그렸다.

가난해서 모델을 살 만한 여력이 없었던 그는 뒷골목 여자들, 일상적인 풍경 속에 담겨 있는 주변 사람들을 주로 그렸다. 팍팍하고 신산한 삶을 꾸려 가는 그의 모델들은 하나같이 긴 얼굴에 좌우 대칭이 맞지 않아 슬프고 무언가 안정적이지 못한 느낌을 자아낸다. 얼굴이 길면 이목구비가 주는 느낌이 희석되어 어딘지 모르게 담담하고 슬픈 듯한 인상이 된다.

적당한 비율을 가진 균형 잡힌 얼굴이 좋은 느낌을 만들어 내는 것은 당연하다. 모딜리아니의 작품 속 길고 우울한 얼굴들을 보면서 얼굴의 형태와 균형이 주는 느낌에 대해 다시 한 번 생각해 보았다.

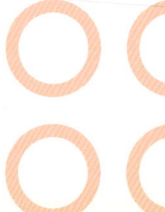

신데렐라 **언니**는 무턱, **새엄마**는 주걱턱

문근영과 서우가 주연을 맡은 드라마 「신데렐라 언니」가 한동안 장안의 화제였다. 드라마 제목을 듣고 '신데렐라가 아니라 신데렐라 언니가 주인공이라고?' 하는 의문이 들었다. 왜냐하면 동화책이든 애니메이션이든 언제나 예쁘고 사랑스러운 신데렐라가 주인공이었던 탓에 심술궂고 못생긴 신데렐라의 언니들은 절대 주인공이 된 적이 없었기 때문이다.

이래저래 궁금하기도 하고 머릿속에 스친 생각이 있어 오랜만에 아이가 어렸을 때 보던 그림책을 찾아보았다. 예상대로였다. 아니나 다를까 언니들은 돌출입과 무턱으로, 새엄마는 길고 뾰족한 주걱턱으로 그려져 있다. 그뿐 아니다. 그녀들의 얼굴은 착한 신데렐라와는 달리 이상적인 얼굴의 비율과는 거리가 멀게 묘사되어 있다.

주걱턱은 어딘지 모르게 매섭고 차가운 인상을 만든다. 그래서인지 만화 속 악한 캐릭터 중에는 주걱턱이 꽤 있다. 그러니 주걱턱으로 병원을 찾는 환자들이 외모에 대한 편견 때문에 고충을 겪었다는 이야기는 자세히 듣지 않아도 가히 짐작이 간다.

그들의 불편은 외모에만 국한된 것이 아니다. 치아교합이 좋지 않아 발음이 새는 경우가 자주 있으며, 음식을 제대로 씹기 힘들다. 치아끼리 제대로 맞닿지 않으니 앞니로 음식을 잘라 먹기가 어려우며, 음식을 씹는 데에 남들보다 몇 배의 시간이 필요한 경우도 있다. 사회생활을 하다 보면 다른 사람과 식사 시간을 맞추어야 하는데, 보조를 맞추려고 대충 씹어 삼키다 보니 만성적인 소화불량에 시달리는 환자가 적잖다.

어려서부터 주걱턱 때문에 콤플렉스가 심했습니다. 게다가 눈까지 작고 찢어진 눈이어서 초등학교 때는 마녀라는 별명이 있을 정도였고, 커서는 사나워 보이는 인상이라는 말을 참 많이 들었죠. 본래 활발한 성격이 아닌 데다 그런 이야기를 듣다 보니 외모 때문에 저절로 움츠러들게 되었습니다.

더 이상 콤플렉스에 시달리기 싫어 작년부터 열심히 인터넷 검색을 하고 여러 병원에 쪽지를 보내다 결국 양악수술을 받았답니다. 6개월

동안의 기나긴 고민, 그리고 수술후 지금까지 이제 드디어 어느 정도 윤곽이 잡히기 시작해 자신 있게 후기를 남깁니다.

수술하고 나서 처음 거울을 보았을 때는 부기 때문에 가슴이 철렁하고 약간 쇼크를 받았죠. 주위에서 부기는 빠진다고 걱정 말라고 아무리 달래 주어도 한동안 사람 만나기가 두렵고 힘들 정도였습니다. 그리고 워낙 소극적인 성격이라 저 자신이 양악수술을 하리라 생각지도 못했던 일이거든요.

양악수술과 턱끝수술을 한 지 5개월이 넘어서고 있는 지금, 윤곽이 드러나니 그동안의 아픔과 콤플렉스가 눈 녹듯 사라지고 있습니다. 이제는 누구를 만나든 움츠러들기는커녕 자신감이 있고 당당해질 것 같습니다.

우리 병원에서 수술했던 한 환자가 홈페이지에 남긴 글이다. 이 글을 보아도 주걱턱을 가진 이의 말 못할 고민을 충분히 알 수 있을 것이다. 이런 글을 대할 때면 그야말로 피곤이 스르르 사라지고 기쁨으로 며칠은 괜히 자꾸 웃게 된다.

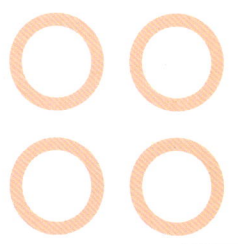

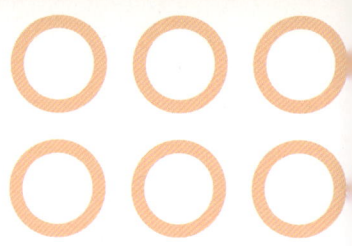

조화와 균형이
돋보이는 김연아

이번 여름은 참 힘들었다. 끝나지 않을 것만 같은, 생전 처음 경험하는 무더위에 연일 이어지는 열대야. 잠 못 이루는 열대야를 그래도 견딜 수 있게 해준 건 런던올림픽이었다. 속속 전해지는 메달의 기쁨과 선수들의 선전, 그 뒤의 눈물. 어떤 선수는 샛별로 태어났고, 어떤 선수는 그 빛을 남김없이 태우고 은퇴했다.
좋은 성적으로 국민에게 기쁨을 주는 스포츠 스타를 볼 때면 오랫동안 치렀을 혹독한 훈련이 떠올라 마음이 짠하다. 4년마다 돌아오는 올림픽에서 최고의 기량을 발휘하기 위해 보이지 않는 곳에서 노력하며 수많은 땀과 눈물을 흘렸을 테니 말이다. 그래서 선수들이 선전을 하면 박수를 보내는 것은 당연하지만, 간혹 실수를 하거나 아쉽게 메달을

놓치는 광경을 보면 안타까운 마음이 드는 것은 인지상정인 듯하다.

김연아. 남녀노소 가리지 않고 우리나라 국민이 가장 사랑하는 스포츠 스타가 아닐까. 평창동계올림픽 유치를 위해 프레젠테이션을 하던 그녀가 입은 옷과 화장법까지 화제가 되고 매스컴에 오르내릴 정도니 말이다. 김연아가 온 국민의 사랑을 받는 까닭은 피겨 스케이팅에서 그녀 이전에는 누구도 거두지 못한 화려한 성적과 뛰어난 실력 때문이지만, 아름다운 외모가 한몫한 것은 부인할 수 없다.

기능과 외모 둘 다 조화롭게 개선해야 하는 양악수술을 시술하는 의사로서의 직업병인지, 대상이 누구든 얼굴을 볼 때는 조화로움을 찾으려는 경향이 있다. 김연아의 얼굴을 보며 이상적인 비율과 조화로운 아름다움을 생각해 보았다. 쌍꺼풀 없는 눈, 작은 코, 단아한 턱선을 가진 그녀는 동양적인 아름다움이 잘 드러나는 얼굴이다. 하지만 그녀의 옆얼굴은 이상적인 아름다운 얼굴이나 비율과는 좀 거리가 있다. 이마에서 코로 떨어지는 선은 가파른 편이고 코 밑에서 턱 밑으로 이어지는 선은 일자가 아니다. 또 요즘은 옆얼굴의 윤곽에서 코와 턱 끝을 연결하는 선을 만들었을 때, 입이 전혀 닿지 않고 안으로 들어가 있는 것을 좋아하는 경향이 있는데 그녀는 이 선에 입이 거의 닿을 정도다.

이렇게 김연아의 얼굴은 이상적인 얼굴에 일치하지는 않지만, 모든 사람이 좋아할 만큼 충분히 매력적이다. 얼굴 각 부위가 조화를 이루고 있기 때문이다. 그녀의 얼굴은 상안 면부(이마에서 눈썹, 중안 면부(눈썹에서

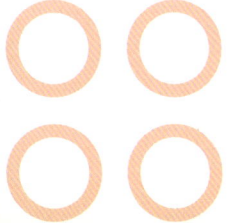

코 끝, 하안 면부코 끝에서 턱 끝 중 하안 면부의 길이가 짧아 어려 보일 뿐 아니라 얼굴선이 굵지 않고 부드러워 화장법에 따라 이미지가 달라진다. 더욱이 작고 매끄러운 턱선은 단정한 느낌을 준다. 그리고 웃을 때 드러나는 치아의 모양과 입매는 김연아의 아름다움을 한결 돋보이게 한다. 치아가 가지런하고 돌출되어 있지 않아 웃을 때 매력적으로 보이는 것이다.

사실 그녀가 교정치료를 받았다는 건 잘 알려진 사실인데, 한 조사에서 치아교정의 효과를 가장 크게 본 유명인으로 꼽힌 적이 있다. 대한치과교정학회가 설립 50주년을 맞아 전국의 회원 병원을 찾은 치아교정 환자 1086명을 대상으로 '교정치료의 효과를 가장 크게 본 유명인'을 주제로 설문 조사를 실시한 결과, 28.4퍼센트의 응답자가 '피겨퀸 김연아 선수'라고 응답한 것이다. 잇몸뼈가 돌출되어 어딘가 조화롭지 못하던 얼굴에서 치아교정을 통해 단아한 입매가 되어 조화로운 얼굴로 바뀌었기 때문이다.

치아교정으로 이미지가 바뀐 덕분에 심지어 성형수술을 했다는 의혹이 제기되는 해프닝이 있기도 했지만, 이와 비슷한 이야기는 우리 치과의 환자들에게도 종종 듣는다. 양악수술을 받아 턱만 달라졌을 뿐인데 얼굴 이미지가 180도 달라져 눈코 성형수술을 한 게 아니냐는 즐거운 의심을 받는다는 것이다.

김연아는 다행히 잇몸 돌출 정도가 심하지 않아 치아교정으로 치료가 되었지만, 성장기가 지난 성인 가운데 턱뼈가 돌출되어 나타나는 돌출입은 턱교정수술을 통해서만 교정이 가능하다. 턱교정수술인 양악수술은 치아교정보다 훨씬 드라마틱한 변화를 만들어 내는 게 사실이나, 양악수술로 개선할 수 있는 정도에는 개인에 따라 차이가 있다. 개인이 갖고 있는 얼굴의 형태와 구조는 저마다 다르므로 수술을 한다고 무조건 자로 잰 듯한 아름다운 얼굴 비율을 갖게 되기란 불가능한 일이다. 양악수술이 턱뼈의 위치와 구조를 바로잡는 수술인 건 확실하다. 그러나 본래 뼈의 크기, 근육이나 연조직 같은 주변의 여건은 그대로인 상태에서 진행되는 과정이므로 수술로 인한 변화에는 제약이 따를 수밖에 없다.

특정 연예인과 같은 옆모습을 갖고 싶다고 고집하는 환자들에게 황금비율의 개인차에 관해 설명하지만 이해시키기란 쉬운 일이 아니다. 아울러 실로 가장 중요한 것은 기능과 외모에서 나아가 내면의 아름다움이 빚어내는 빛이 있어야 한다는 사실을 설득하기란 참으로 수월치 않다.

"황금비율은 개인마다 다르다. 중요한 것은 내면의 아름다움이 빚어내는 빛이다"

매컬리 컬킨,
우리 아이가 **달라졌어요**

「나 홀로 집에」 시리즈로 유명한 매컬리 컬킨은 성인이 된 후 웬만해서는 공식석상에 얼굴을 드러내지 않는 것으로 유명하다. 그런 그가 오랜만에 여동생, 친구와 함께 영화 관련 공식석상에 모습을 보였다는 소식이 사진과 함께 실렸었다. 그런데 사진을 본 순간 놀라지 않을 수 없었다. 깜찍하고 귀여웠던 아역 배우 매컬리 컬킨은 사라지고 웬 낯선 청년이 있었기 때문이다.

개구쟁이에 귀여운 이미지가 워낙 강했던 탓인지 성장기를 지나면서 변해 버린 그의 얼굴을 보고 실망을 금치 못하는 사람이 나만은 아니었을 것이다. 하긴 이제 서른한 살이라니까 그에게 여전히 귀여운 얼굴을 바라는 건 좀 무리겠지만 말이다.

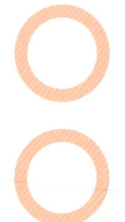

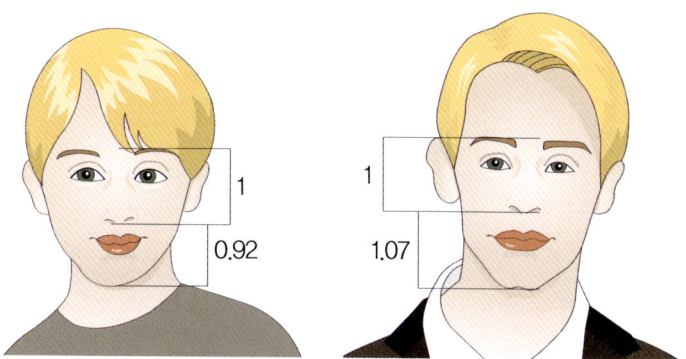

:: 매컬리 컬킨의 어린 시절과 성인이 된 지금의 얼굴 비율

사실 사진에서 눈, 코, 입을 찬찬히 뜯어보면 예전 얼굴에서 크게 변한 건 아니다. 그런데 왜 그렇게 전혀 다른 사람으로 보이는 걸까? 얼굴의 비율을 계산해 보니 어렸을 때에 비해 턱이 길어진 것이다. 각도의 차이인지는 모르겠지만 갸름하고 작아 보이던 턱이 넓어지면서 강한 느낌을 주어, 귀여운 느낌보다는 남성적인 느낌을 물씬 풍기는 얼굴이 되었다.

몸이 성장을 하면 턱뼈 역시 성장을 한다. 턱뼈의 비율이 달라지면 얼굴의 비율도 달라지고, 얼굴의 비율이 달라지면 얼굴의 느낌 또한 달라진다. 그래서 그렇게 귀엽고 앙증맞던 아역 배우가 성인이 되어 나타났을 때, 그를 기억하던 사람들은 실망을 하니 참 딱한 일이다.

패리스 힐튼의 얼짱 각도

디지털카메라가 등장하고 일상적인 물건이 되면서 셀프 카메라라는 말이 출현했다. 그러면서 새로 등장한 말이 '얼짱 각도'라는 것이다. 카메라를 45도 정도 위로 치켜들고 고개는 살짝 내리면서 눈을 크게 뜨고 찍으면 정면으로 찍은 사진보다 과연 예뻐 보인다. 그렇게 찍은 사진을 휴대전화 배경화면으로 띄워 놓으면 이게 누구더라 싶게 달라 보인다.

요즘은 모두들 이 얼짱 각도로 사진을 찍지만, 패리스 힐튼의 사진을 보면 그녀가 취하는 포즈는 대부분 얼짱 각도다. 그녀는 자기 얼굴의 단점을 알고 있어 어떻게 해야 장점이 더욱 돋보이고 예뻐 보이는지를 잘 알고 있는 것이다. 물론 어지간한 포즈를 취해도 예쁘겠지만, 그녀는 사진을 찍을 때 턱을 약간 당기고 눈을 크게 뜬다.

패리스 힐튼의 정면 얼굴을 보면 각도에 따라 얼굴이 얼마나 다르게 보이는지를 실감한다. 그녀는 갸름한 달걀형 얼굴이 아니다. 정면에서 보면 각진 턱이 도드라져 보이면서 강한 느낌을 준다. 그런데 45도 각도로 포즈를 취하면 턱이 아래로 회전하면서 얼굴이 갸름해 보이고 상대적으로 이마와 눈, 코의 볼륨은 커져 자연스럽게 강조된다. 이마, 눈, 코가 강조되고 턱이 작은 얼굴은 동안 얼굴의 대표적인 특징이다.

같은 턱이라도 각도에 따라 전혀 다른 모습으로 보이니 얼짱 각도의 원리는 사진에서뿐 아니라 양악수술에서도 중요하다고 하겠다.

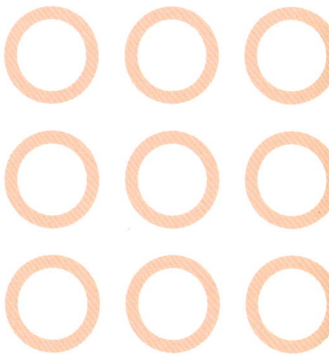

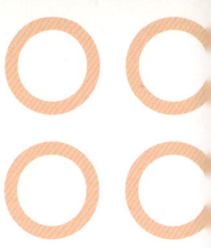

어느 환자가 남긴 **후기**

우리 병원 홈페이지에 한 환자가 후기를 남겼는데, 읽어 보니 의사인 나나 간호사가 수술을 앞둔 환자들에게 설명하는 어떤 말보다 이런 글이 더 도움이 될 수 있겠다 싶어 여기에 소개해 본다.

수술 전 후기를 엄청 읽었었는데 수술하고 시간이 지나고 나니 저도 똑같은 말을 하게 되는 것 같아요. '힘들지만 참을 만하다', '시간은 지나간다', '시간이 지날수록 수술한 걸 매우 만족하게 될 거다'라고요. 전 부정교합이라 옆모습 콤플렉스가 너무 심해서 수술을 결정했었는데요. 힘든 수술을 왜 하려고 하느냐며 걱정하던 친구나 주변 분 들도 지금은

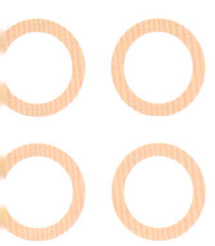

다들 잘했다고 합니다.

우선 예뻐졌다는 말을 많이 듣고 있죠. 수술 전에 비해 인상이 많이 부드러워졌고 어려 보인다고 하네요.

주변에선 제가 수술한 것을 거의 다 알고 있지만, 간혹 오랜만에 만나 수술한 사실을 모르는 사람들은 어딘가 예뻐졌는데 잘 모르겠다며 코 수술을 했느냐, 눈을 고쳤느냐, 라고 물어 와요. 수술하고 나서 코가 더 높아졌다고들 하더라고요. 부기가 있을 때는 보톡스 맞았느냐는 소리도 많이 들었죠.

저 개인적으로도 매우 만족하고 있고, 특히 병원을 잘 선택했다는 생각이 들어요. 원장님이 참 좋으시고 실장님, 간호사 분들 다 친절하시고 병원도 깔끔하고 입원실도 잘되어 있고요. 아무튼 전 요즘 거울 볼 때마다 원장님께 감사드리고 있습니다.

그럼 이제부터 수술 후기 남길게요.

수술 첫날

제가 수술한 날은 수술 환자가 저 혼자였어요. 그 전날 병원에서 일러준 준비물을 가방에 챙겨 엄마랑 수술 당일 아침에 병원에 갔죠. 수술복으로 갈아입고 팔에 링거를 꽂았습니다. 그리고 수술실로.

마취과 원장님께서 "이제 편안하게 주무시면 돼요" 하셔서 속으로 하나, 둘, 셋, 세다가 잠든 거 같아요.

수술이 끝나고 웅성거리는 소리가 들리며 제 이름을 막 부르는 것 같은 느낌이 들면서 깨어났어요. 그런데 깨어나니 갑자기 막 눈물이 나는 거예요. 뭔가 '살았다'라는 안도감과 함께 괜히 눈물이 나더라고요. 마취과 원장님이 울면 안 된다고 하셔서 겨우 진정하고 입원실로 올라갔죠. 보통 후기들 보면 마취 풀리고 3시간인가 자면 안 되는데 미친 듯이 졸려서 힘들다고 하던데, 전 이상하게 하나도 안 졸렸어요. 하여튼 졸린 건 전혀 없었는데 수술 첫날은 정말 힘들긴 해요.

전 원래 비염이 약간 있는데 목에는 피가래가 있고 코에는 콧물이랑 피가 차서 숨 쉬어야 할 두 곳이 모두 막힌 셈이어서 힘들지 않을 수가 없었죠.

그래도 최대한 심호흡을 하면서 숨을 쉬려고 했어요. 침을 삼킬 수가 없는 데다 목구멍 가까운 쪽 입천장에 가래 같은 것이 기분 나쁘게 끼어 있는 느낌 때문에 숨 쉬는 게 더 괴로웠던 것 같아요. 간호사 언니한테 입천장에 뭐가 끼어 있어서 목구멍을 막으려고 한다며 좀 빼줄 수 없느냐고 했는데, 입속에 있는 가래까진 빼주기가 어려운 것 같더라고요.

코에서도 콧물이랑 피가 계속 나서 시원하게 풀고 싶은데 그러지도 못해 솜으로 닦아 내기만 해서 엄청 답답했어요. 수술 당일은 정말 1분도 못 잔 것 같아요. 엄마도 거의 못 주무시고요. 보호자는 꼭 있는 게 좋아요.

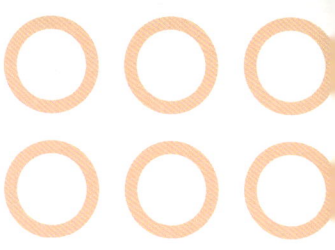

수술 둘째 날에서 퇴원까지

둘째 날부터는 숨 쉬기가 편해져 살 만했어요. 회복 속도가 빠른 편이었던가 봐요. 얼굴은 완전 부어서 제가 절 못 알아볼 정도인데도 원장님은 회진 오셔서 "별로 안 부었네" 하시고, 간호사 언니도 "하나도 안 부으셨네요"라고 하더라고요.

둘째 날부터였나, 물로 된 걸로만 식사가 나오는데 삼키기가 정말 힘들어요. 물 한 모금 삼키기가 이렇게 어려울 수가 있나 싶었어요. 억지로 억지로 삼키려고 노력을 했지요. 스푼도 같이 주는데 오히려 입을 대고 조금씩 마시는 게 더 낫더라고요.

입원실 복도를 왔다 갔다 하면서 운동을 조금씩 했어요. 링거 끌고 복도에 나갔더니 병원의 어떤 분이 "아! 아름다워요. 운동하셔야 해요. 아름다워요" 하며 응원해 주셨죠. 입원한 동안은 하루에 몇 번씩 진통제랑 이것저것 주사가 들어가요.

둘째 날인가 셋째 날 피 주머니를 뺐는데, 이건 생각보다 아프지 않고 뭔가 입 안에서 후루룩 빠져나가는 느낌이어요. 전 4박 5일 입원하고 퇴원했는데, 막상 퇴원을 하니 뭔가 아쉽더라고요.

퇴원 후

퇴원하고 나서는 잘 챙겨 먹는 게 중요해요. 일단 2주 동안은 물로 된 것만 먹어야 하니 살이 빠져요. 전 원래 마른 체질이라 더 빠질 살도

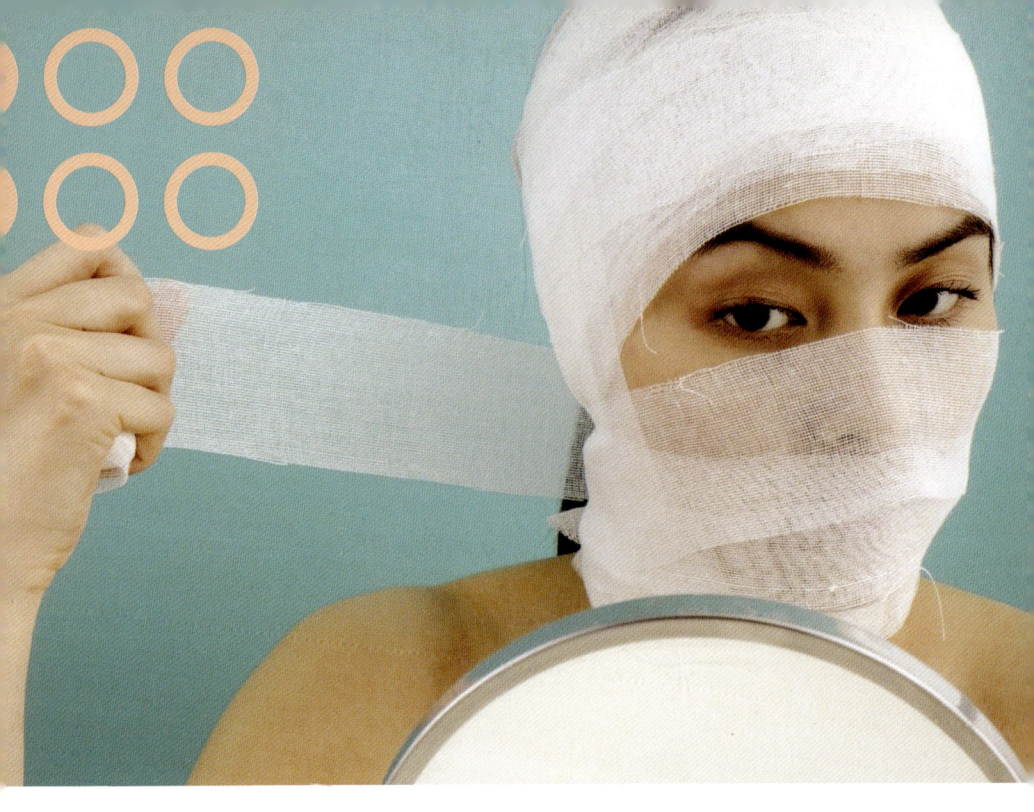

없었지만 그래도 3~4 킬로그램 정도 빠진 것 같아요. 서울에서 혼자 살고 있어 부산에 계신 엄마가 올라오셔서 한 달 동안 같이 있었어요. 엄마가 잘 챙겨 주셔서 그나마 덜 빠진 것 같아요. 입이 묶여 있는 기간은 아주 작은 건더기도 딱 걸려서 안 넘어가거든요. 그래서 과일 같은 것은 믹서에 갈아서 그걸 다시 한 번 걸러 마시고 그랬어요.

엄마가 파프리카를 한 박스 주문해서 과일이랑 같이 갈아 마셨고, 사골국이나 수프 등을 번갈아 가면서 하루에 7~8번 정도 챙겨 먹었던 것 같아요.

그런데 수술하고 2~3주 동안 얼굴을 제대로 씻지도 못했는데 신기하게 피부가 아주 좋아지더라고요. 그냥 피부가 좋다는 정도가 아니라 피부 속부터 탱탱하고 빛나는 아기 피부였어요. 그때가 성인이 된 이후로 제일 피부가 좋았던 거 같아요. 보통 살이 빠지면 피부가 안 좋아진다고 하는데 이유를 정확히 모르겠어요. 아무튼 수술 후 퇴원하고 한 3~4주 정도까지 피부가 엄청 좋았더랬습니다.

고무줄 끼우는 것도 처음엔 입이 크게 안 벌려지는데 억지로 손가락으로 벌리니까 입가가 찢어지고 그랬죠. 그런데 바셀린을 듬뿍 발라 놓고 하다 보니 끼우는 시간이 점점 단축되고 능숙해지더라고요. 병원에서 주신 바셀린을 지금도 입술에 쓰고 있는데, 제가 입술이 자주 트는 편이라 지금까지 여러 가지를 써봤지만 어떤 립밤이나 립케어 제품보다 정말 좋아요. 입 운동을 열심히 했더니 수술 두 달 정도 되었을 때 손가락 세 개가 꽉 들어가는 정도가 되더라고요. 지금은 세 개는 충분히 들어가고 네 개는 꽉 끼어서 들어가는 정도까진 벌려져요.

누워 자기

전 퇴원하고 나서도 거의 기대 앉아 자다시피 했어요. 왠지 불안해서요. 침대에 이불 받치고 허리 부분에 베개 하나 받치고 도넛방석 쓰니까 아주 불편하진 않더라고요. 전 거의 6주 정도 되었을 때부터 완전히 누워서 잤죠. 그전에는 베개 하나만 베고 누우면 뭔가 불편한 느낌이 들어서요. 물론 지금은 수술 전처럼 마음대로 자죠.

부기

부기는 한 달 정도 되면 웬만큼 빠지고 부은 게 표가 나긴 하지만, 그렇게 부담스럽진 않은 정도가 되죠. 전 마스크 안 하고 그냥 다녔어요. 한 달 반에서 두 달 정도 되면 제법 많이 빠지고 그때부턴 오히려 점점 빠져 가는 부기가 아쉽죠. 볼에 부기가 있으면 확실히 어려 보이는 동안 효과가 있거든요. 제일 안 빠지는 게 턱 밑인 것 같아요. 지금은 거의 다 빠졌고, 턱 밑이랑 인중에만 부기가 좀 남아 있어요. 모르는 사람은 수술한지 전혀 눈치 채지 못할 정도예요.

입원 준비물

전 다른 건 뭐가 유용했는지 잘 기억나지 않는데, 도넛방석!!!! 이건 완전 초필수 아이템이죠. 누울 수도 없고 계속 침대에 앉아 있다시피 해야 하는데 도넛방석 없으면 엉덩이가 너무 아파요. 다른 건 안 챙겨도 도넛방석은 꼭 챙기세요. 그리고 전 휴지를 좀 많이 썼던 것 같아요. 휴지랑 물티슈 적당히 챙기시면 되고요. 퇴원할 때 쓸 모자랑 마스크도 챙겨야겠죠.

2011년 11월 9일 수술 eun

* 이 글은 수술 환자가 2012년 1월 27일에 남긴 후기를 일부 수정한 것이다.

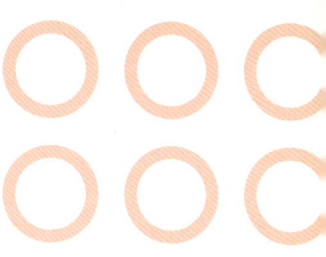

짧은 얼굴,
UP만이 해결책은 아니다

상담과 정확한 진단을 거쳐 수술을 결정하고 나면 환자에게 수술 계획을 밝히고 그 과정과 결과를 이해할 수 있도록 설명해야 하는 과정이 따른다. 그래서 수술 계획을 이야기하며 "턱을 아래로 이동시키는 수술을 진행하게 될 거예요"라고 하면 대부분 깜짝 놀라면서 "네? 그러면 얼굴이 길어지는 거 아니에요?" 하는 반응을 보인다. 턱이 짧아야 무조건 얼굴이 작아지고 예뻐질 것 같지만, 어떤 얼굴에서는 턱만 짧아지면 얼굴의 균형이 깨져 그저 턱이 짧은 작은 얼굴일 뿐 매력적이지 않게 된다.

몇 년 전 인기를 끌었던 픽사 애니메이션「UP」에 나오는 두 등장인물 칼 할아버지와 꼬마 러셀은 짧은 얼굴의 대표적인 예이다. 하지만 전문가인 내가 보기에는 둘 사이에 차이점이 있다. 칼 할아버지의 얼굴을 자세히 들여다보면 주걱턱이지만, 길이는 굉장히 짧다. 만약 칼 할아버지가 나를 찾아와 "UP"을 외치며 아래턱을 올려 달라고 해도 올려 드릴 수가 없다. 지나치게 짧은 턱은 얼굴의 균형을 해치기 때문이다.

이런 얼굴을 주걱턱이라고 양악수술을 하면서 짧게 만든다면 어떻게 될까? 턱이 지나치게 짧아 얼굴의 전체적인 균형이 깨진 어색한 얼굴이 될 게 뻔하다. 이런 얼굴에서 중요한 점은 아래턱을 뒤로 넣으면서 부정교합을 개선하는 동시에 중안 면부와 하안 면부의 길이 비율을 적절하게 맞추는 것이다.

주걱턱이라면 무조건 턱을 줄이는 수술을 해야 할 거라고 생각하겠지만, 칼 할아버지에게는 턱의 길이를 늘이는 수술 계획이 필요할 수 있다. 주걱턱이지만 도리어 턱의 길이를 늘여 균형 있는 얼굴이 되도록 해야 한다. 하지만 수술을 했다면 이 애니메이션 주인공이 주는 귀여운 할아버지의 느낌은 사라졌을지도 모르겠다.

자, 이번에는 꼬마 러셀을 보자. 러셀은 전형적인 무턱이면서 얼굴 길이가 굉장히 짧다. 하지만 잘 보면 무턱이 심해 목과 얼굴이 구분이 안 가서 그렇지 얼굴 자체는 작은 편이다. 이렇게 극단적인 경우는 드물지만, 무턱 역시 턱이 짧은 경우가 대부분이다. 그렇지 않아도 턱이 짧은 얼굴에서 턱을 더 짧게 만들면 과연 러셀처럼 작고 귀여운 얼굴이 될까? 짧은 얼굴로 인해 무턱이 더 도드라지고 얼굴은 균형을 잃어 아주 어색한 작은 얼굴이 될 뿐이다. 이 경우에도 아래턱을 적절하게 아래쪽과 앞쪽으로 이동시켜 턱을 길게 하는 시술을 해야 한다. 턱이 길어지면 얼굴이 길어져 나이 들어 보이지 않을지 걱정하는 이가 많은데, 수치상으로는 길어지겠지만 균형과 조화라는 면에서 보면 오히려 비율이 좋아져 예쁜 얼굴로 바뀔 수 있다.

러셀 역시 만약 나를 찾아온다면, 무턱 양악수술로 미소년이 될지는 몰라도 순진하고 장난꾸러기 같은 애니메이션 주인공으로서의 느낌은 사라질 수 있기 때문에 양악수술을 권하지 않을 것 같다.

> **"** 수치상으로 길고 짧은 것보다 균형과 조화의 면에서 비율이 좋아야 예쁜 얼굴이 된다 **"**

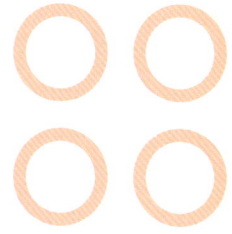

그림 속 아름다운
그녀의 **비밀**

고전적인 아름다움이란 무엇일까? 고전적이라는 것은 시대를 초월한다는 의미가 될 수도 있다. 시대가 바뀌면서 그때그때 선호하는 얼굴 이미지는 달라질 수 있겠지만, 아름다운 얼굴에 대한 기준은 크게 달라지지 않는 것 같다. 미인이라고 입에 오르내리는 연예인들의 얼굴을 찬찬히 뜯어보면, 고전적인 미인이나 현대의 미인이나 약속이라도 한 듯 황금비율에 들어맞는 것은 바로 이런 까닭이 아닐까.

존 윌리엄 고드워드는 신고전주의 화가다. 세잔·고갱·고흐 같은 후기 인상파 화가와 피카소 같은 입체파 화가들이 등장하면서 명성을 잃기 시작하여 사람들 사이에서 자신의 작품이 폄하되자, 안타깝게도

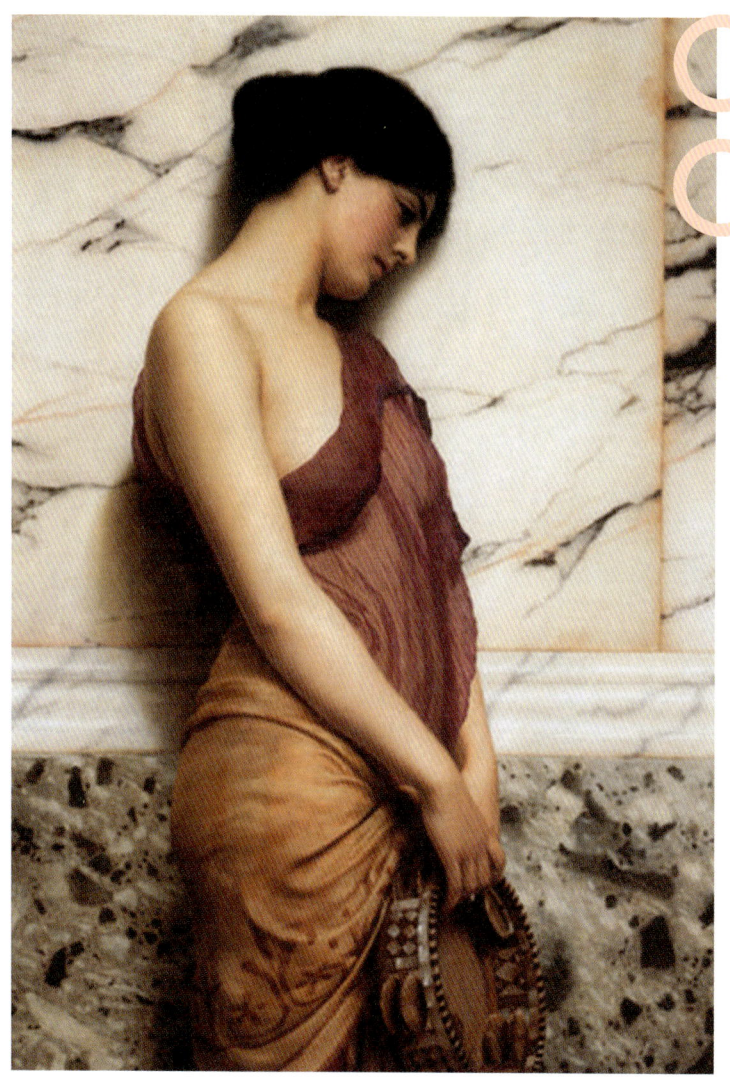

탬버린을 든 소녀

1922년 자살로 생을 마감했다.

화가 존 윌리엄 고드워드의 그림을 살펴보면, 그가 그린 고전적 아름다움을 간직한 우아한 미인들과 현대에 많은 사람의 사랑을 받고 있는 실제 미인들의 모습에서 공통점을 찾아볼 수 있다. 그가 그린 여인들은 주로 그리스·로마 시대의 옷을 입은 정적이고 온화한 느낌을 주는 미인으로, 그녀들의 얼굴이 아름다워 보이는 까닭은 바로 이 같은 부드러운 턱선 때문이다. 유독 옆모습을 많이 그린 그의 그림 속 여인들은, 이목구비가 크고 아름다운 것은 물론 참으로 단아한 옆얼굴 라인을 가지고 있다. 위아래 턱의 비율이 1대 2 정도로 균형을 갖추고 있고 아래턱은 살짝 나온 듯하여 얼굴에 입체감을 불어넣어 주며, 다물고 있는 입매가 아름다운 것은 바로 이 같은 얼굴의 비율 덕분이다.

존 윌리엄 고드워드의 그림 속 그녀들은 우리가 선호하는 것보다 코가 높고 콧대가 굵어 고전적인 느낌을 물씬 풍기지만, 거의 100년 전 그녀들의 모습은 현재 우리가 선호하는 모습과 크게 다르지 않다. 사람마다 좋아하는 눈, 코, 입의 생김새가 다를 수는 있다. 하지만 아름다움을 만드는 것, 즉 조화로운 느낌을 주는 얼굴의 비밀은 사실 눈, 코, 입 하나하나의 생김새가 아니라 얼굴의 비율이다.

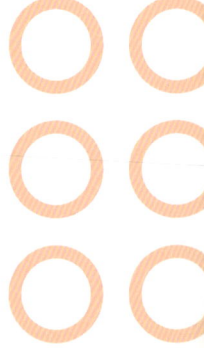

시간이 흘러도
변치 않는 황금비율

레오나르도 다 빈치가 그린 「모나리자」는 얼굴의 황금비율, 신비한 미소 때문에 동서양과 시대를 막론하고 미인으로 입에 오르내린다. 그림 속 여인의 나이는 스물다섯에서 스물일곱 살 사이로 추정된다고 한다.

사실 레오나르도 다 빈치는 「모나리자」에 앞서 「지네브라 데 벤치」라는 초상화를 그렸는데, 모델인 지네브라 데 벤치는 지성과 미모를 모두 갖추고 있어 피렌체 남성들의 흠모를 받았다고 한다. 그런 그녀가 열일곱 살 나이에 결혼을 앞두고 그를 기념하기 위해 초상화를 의뢰해 그린 것이 바로 「지네브라 데 벤치」이다.

이 두 초상화를 비교해 보면 「모나리자」의 그녀보다 지네브라 데 벤치

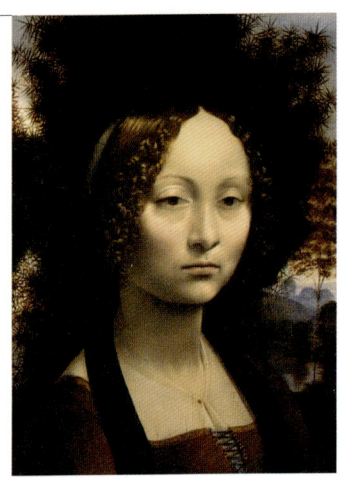
:: 지네브라 데 벤치

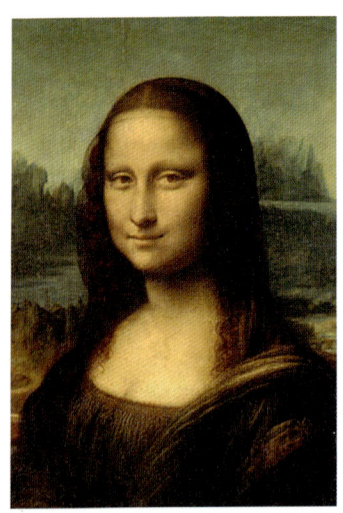
:: 모나리자

가 더 나이 들어 보인다. 크게는 열 살이나 어린 지네브라 데 벤치가 왜 더 나이 들어 보이는 것일까?

둘 다 얼굴의 가로·세로 비율은 1대 1대 0.8~0.9 정도로 턱 끝이 얼굴의 상부와 중부보다 짧은 동안의 비율이다. 지네브라 데 벤치는 앞턱 끝이 넓고 뭉툭하며 동그스름한 얼굴인 데 반해, 모나리자는 앞턱은 입체감이 있고 옆선은 조금 더 갸름한 브이 라인의 형태다. 갸름하고 입체감 있는 얼굴선과 턱 끝이 어려 보이는 얼굴을 만든다. 여기에 지네브라 데 벤치의 입꼬리는 내려가 있고 모나리자의 입꼬리는 올라가 있는 것 역시 두 얼굴에 차이를 만들고 있는 것이다.

무조건 가로·세로 비율을 맞춘다고 세련되고 입체감 있는 얼굴이 되는 건 아니다. 비율은 동안인데 나이 들어 보이는 지네브라 데 벤치가 이를 말해 준다. 얼굴의 이목구비가 가지고 있는 느낌은 저마다 다르기 때문에 강조해야 할 부분을 강조해야 생동감이 나며 어려 보이는 것이다. 그리고 턱이 갸름해야 동안이 된다. 경우에 따라 다르지만 양악수술 방법 가운데 IVRO법_{수직골절단법}은 갸름한 턱선을 만드는 데 유리한 방법이다.

가끔 얼굴이 약간 길기는 하지만 기능에 이상이 없고 얼굴의 비율 역시 적절한데도 수술을 고집하는 이가 있다. 굳이 수술을 하지 않아도 된다는 설득에 급기야는 자신이 없는 것 아니냐며 화를 내며 돌아간다. 그런 날이면 얼굴의 황금비율, 마음의 황금비율, 얼굴과 마음의 황금비율은 과연 무엇일까 하는 생각을 하게 된다.

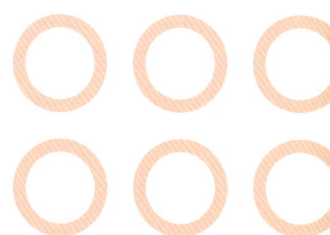

마법의 숫자 **36**

여성의 얼굴이 얼마나 매력적으로 보이느냐를 결정짓는 핵심 요소인 황금비율을 알아내려는 노력은 여기저기에서 계속되고 있다. 아름다운 얼굴, 매력적인 얼굴은 언어의 표현력을 뛰어넘는 힘을 가지고 있다. 무엇이든 납득할 수 있는 객관적인 설명을 원하는 과학자들은 아름다운 얼굴의 비밀도 명쾌하게 밝혀내고 싶어 한다.

이런 노력의 하나로, 미국 캘리포니아대학 샌디에이고 캠퍼스와 캐나다 토론토대학의 공동 연구진에 의해 미인 얼굴의 황금비율이 새롭게 도출되었다. 결론부터 말하자면, 눈과 입 사이의 수직 거리가 전체 얼굴 길이의 36퍼센트, 눈과 눈 사이의 수평 거리가 얼굴 폭가로 길이의

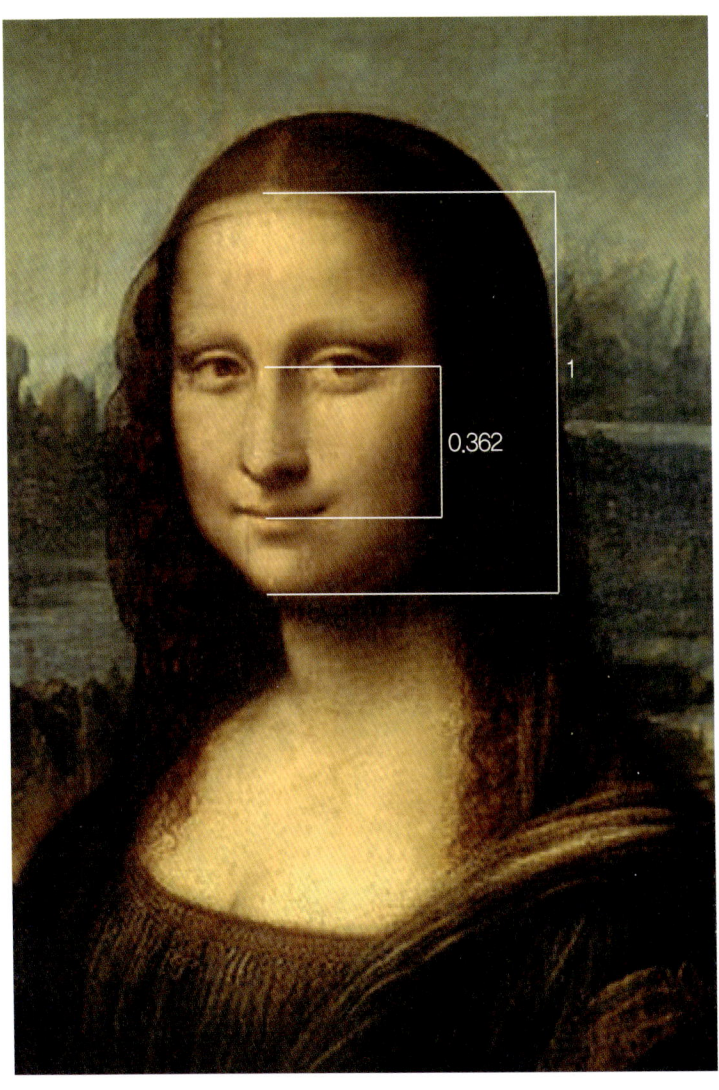

46퍼센트일 때가 가장 매력적으로 보인다는 연구 결과가 나왔다.

이 연구진은 미인 얼굴의 이상적인 비율을 찾기 위해 컴퓨터를 이용했다. 같은 여성의 얼굴을 눈과 입 거리, 두 눈 사이의 거리를 각각 다른 비율로 합성했다. 이렇게 합성한 얼굴 사진 여러 장을 놓고 대학생들을 대상으로 4회에 걸쳐 가장 매력적으로 보이는 사진을 고르도록 하는 실험을 실시했다. 그 결과, 가장 매력적으로 느껴지는 얼굴의 길이 및 폭과 관련 있는 황금비율을 산출해 낼 수 있었다.

눈과 입 사이 길이가 얼굴 길이의 36퍼센트일 때 가장 예쁜 얼굴로 인식된다면, 이것은 과연 우리가 알고 있는 황금비율인 1대 1대 1의 비율과 맞아떨어지는 것일까? 궁금증을 못 이기고 1대 1대 1의 황금비율이 적용되어 있는 모나리자의 얼굴에도 컴퓨터 미인의 황금비율인 눈과 입 사이 36퍼센트가 적용되는지 계산해 보았다. 눈과 눈 사이의 거리는 양악수술을 통해 교정할 수 있는 부분이 아니라서 계산으로만 해본 것이다. 모나리자의 얼굴은 얼굴 전체 비율 대비 눈과 입의 거리가 36.2퍼센트로 현대의 황금비율과 거의 정확하게 맞아떨어지는 얼굴이다.

아름다움을 결정하는 매력의 요소, 즉 황금비율이 적용된 얼굴은 세대를 초월한 아름다움을 간직한다는 사실이 다시 한 번 입증된 셈이다. 이미 누누이 이야기했듯이 양악수술을 받을 때, 수술받는 사람의 얼굴 비율을 고려해야 하는 이유가 바로 여기에 있다. 보기 좋은 얼굴,

매력 넘치는 얼굴의 이목구비에 대한 기준은 달라질 수 있지만, 얼굴 구조에 대한 기준은 여러 세대가 지나도 변치 않는다.

무조건 턱을 줄이고 길이를 축소하여 얼굴을 작게 하는 양악수술로는 이런 매력 포인트를 얻을 수 없다. 얼굴의 비율을 정확하게 파악하고 수술이 가져올 변화를 고려해야만 황금비율에 가까운 아름다운 얼굴이 가능해지는 것이다. 턱의 기능을 살리고 회복시키며 유지하는 것은 양악수술의 당연한 역할이다. 여기에 심미적인 부분까지 충족시켜야 하는 것이 황금비율 양악수술임은 두말할 나위 없다.

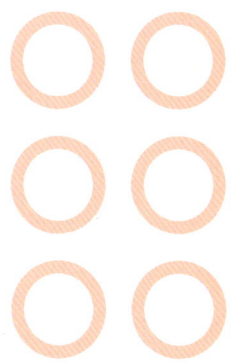

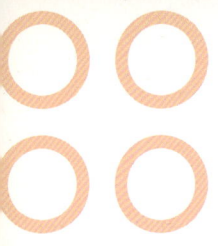

아저씨가 **되고픈** 선생님

의사들은 20대라는 이른 나이에 선생님이라는 말에 익숙해진다. 대학을 졸업하고 인턴이 되면 당연히 선생님으로 불리는 것이다. 인턴 시절 한번은 부족한 잠 때문에 억지로 눈을 부릅뜨며 가며 예진을 하느라 환자에게 이것저것 묻고 있는데, 환자가 "아저씨, 그게 아니고요"라고 대꾸를 하는 거였다. 그 말에 정신이 번쩍 든 내가 "아저씨라뇨? 요즘은 의사를 아저씨라고 부르나요?" 하고 쏘아붙이자, 머쓱해진 환자는 미안하다고 사과했다. 돌이켜 생각해 보면 제대로 된 의사도 아니면서 선생님이라는 호칭에 길들여져 있어 화를 냈던 자신이 무척 부끄럽다.

지금은 누가 아저씨라고 부를 때가 한결 마음이 편하다. 선생님으로 불리는 것보다 책임감과 무게가 덜 느껴지고 친근한 느낌이 들어서 그런가 보다. 어떤 의사든 마찬가지겠지만, 나 역시 내게서 수술을 받은 환자가 기뻐하는 모습을 보는 게 기쁨이고 보람이다.

아저씨라는 명사의 느낌을 새롭게 만든 원빈의 아저씨, 외로워도 슬퍼도 울지 않는 씩씩한 캔디를 보살펴 주던 알버트 아저씨, 어려운 환경의 주디를 돌보아 주던 키다리 아저씨. 모두 아저씨지만, 상대의 필요를 알고 충족시켜 줄 줄 아는 멋진 아저씨들 아닌가. 우리 환자들에게 나는 선생님으로 불리겠지만, 푸근하고 믿음직한 아저씨처럼 그들의 아픔을 돌보아 주고 싶다.

취업을 위해 면접만 20~30번 보았지만 주걱턱이라 인상이 좋지 않아 그런지 늘 미끄러졌는데 수술 후에 용기가 생겼다고 눈물을 흘리며 좋아하던 어린 친구, 여러 해 동안 적금을 부어 평생의 콤플렉스를 고쳤다며 고맙다고 몇 번이고 인사하던 아주머니, 언청이 딸을 두어 처져 있던 어깨가 수술 후 예뻐진 딸을 보고 조금은 퍼지던 가장…….

이들이야말로 내가 환자들과 만나고 매일같이 수술을 하게 하는 힘이다. 그리고 오늘도 나는 실력 있는 인자하고 따스한 의사 아저씨가 되면 좋겠다는 생각을 한다.

나는 구강외과 전문의가 아니다?

오늘도 무사히 수술이 끝났다. 첫 번째 환자는 마취에서 깨어나 병실로 옮기고 있고, 두 번째 환자는 막 수술을 마치고 같이 있는 오 원장이 봉합하고 있다. 9시 20분에 시작해서 양악수술을 두 번 마치고 나니 세 시간이 조금 넘게 걸렸나 보다. 매일 고개를 숙이고 집중하여 수술을 하다 보니 어깨와 목이 굳어 때때로 통증을 느낀다. 아무래도 오늘은 물리치료라도 받아야 할 것 같다.

수련의 시절 양악수술이 있는 날이면 아침 일찍 수술방에 들어가 점심시간을 훌쩍 넘긴 늦은 오후가 되어서야 병실에 나오고 회진을 돌고 나서 또 저녁 식사시간이 한참 지나 불어 터진 짜장면을 먹고는 했는데, 이제는 두 명의 수술을 오전 중에 끝내고 병원 근처 식당으로 점심

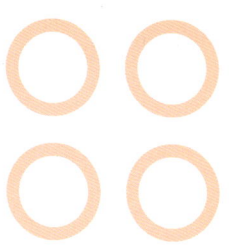

을 먹으러 간다. 이렇게 많이 발전했고 많이 수월해졌어도 나는 여전히 수술이 무섭다. 하면 할수록 무서워진다면 누가 믿을까. 잠시잠깐이라도 방심하거나 자만하면 사고가 닥치지 않을까 염려하며 조심하고 또 조심한다. 정말 겁 없이 수술의 대가인 양 광고를 해대는 몇몇 성형외과 의사들을 보면 그 용기에 놀라울 뿐이다.

개원하고 10년, 그 이전 전공 기간 중 수술한 것까지 합치면 20년 가까이 양악수술을 해왔다. 그런데도 양악수술을 하면 할수록 이 수술이 얼마나 다양한 변수를 갖고 있고 얼마나 많은 일이 벌어질 수 있는지를 알게 되기에 점점 어렵다고 느끼는 것이다. 그런데 모두 너무 쉽게 자기가 전문가고 대가라고 자처한다.

요즘 대학병원의 성형외과에서는 양악수술이 있으면 수련을 받고, 개업한 성형외과 의사들은 앞 다투어 수술 참관을 한다고 한다. 이제라도 양악수술을 배워 보겠다고 말이다.

구강외과 수련을 받으며 인턴과 레지던트를 마칠 때까지 많은 양악수술을 경험하고 강사가 되어 교수님의 수술을 수없이 함께하고 난 후, 비로소 내 이름을 주치의로 걸고 첫 수술을 집도했을 때의 그 두려움과 떨림. 지금도 그때의 두려움이 남아 있는 나는 소심한 의사일까? 가끔은 조금 혼란스럽다. 버스를 타면 턱수술 전문이라는 성형외과 광고를 듣고 본다. 구강외과 의사로 살아가기가 왜 이리 조심스러운지, 이 또한 내 머리를 아프게 한다.

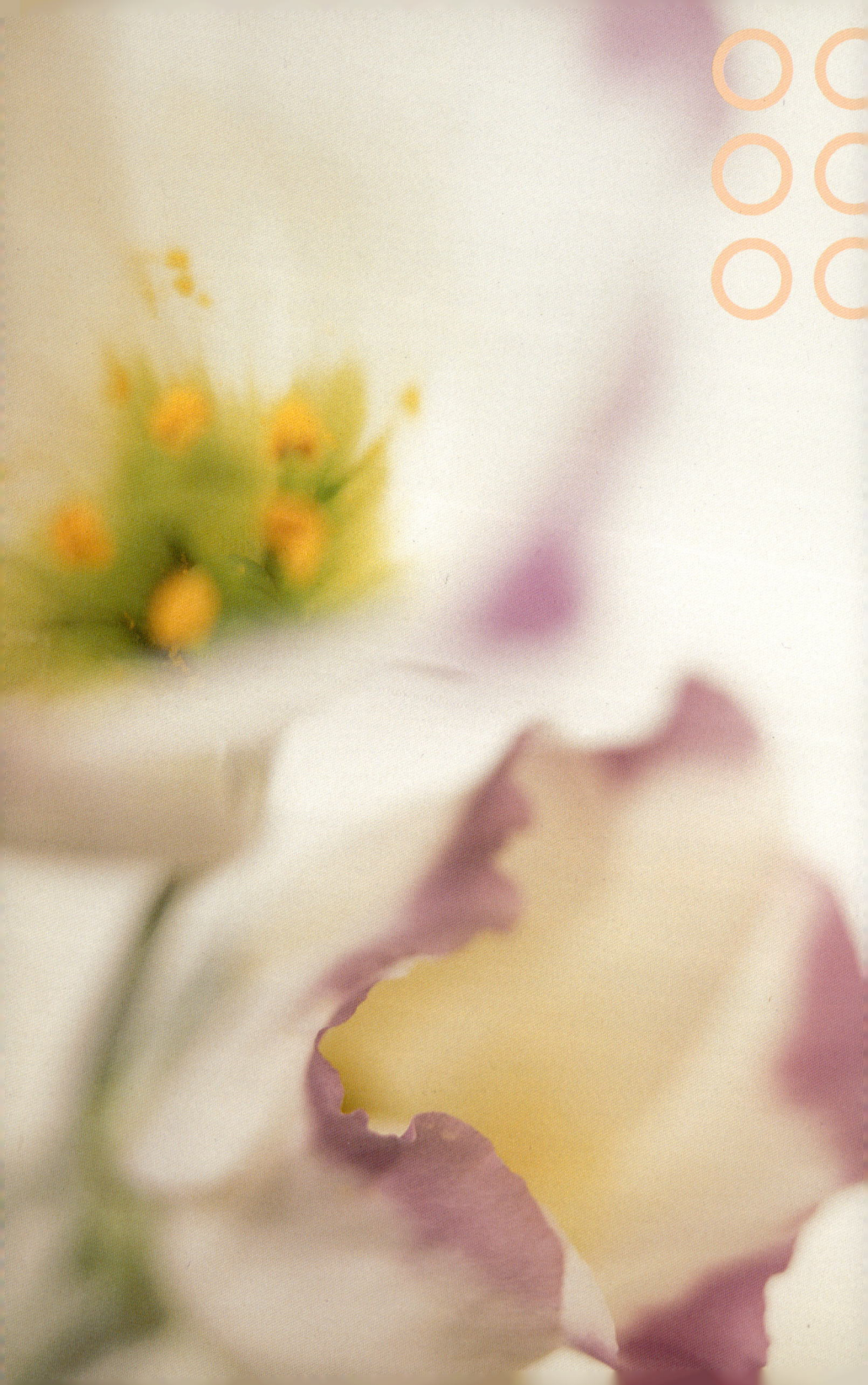

치과 의사라면 자신의 전공을 마음껏 자랑해도 안 되고 자신이 공부한 분야만 진료한다고 말해도 안 된다. 답답하기 이를 데 없다. 전공이 뭐든 그냥 치과 의사일 뿐이다. 치과 의사 전문의 제도는 얼마 전에야 비로소 시작되었다. 의과대학 전문의 제도의 폐해를 피한다는 명목하에 1차 의료기관에서는 전문 과목을 알려서도 안 된단다.

그래서 내 이름 앞에 구강외과 전문의라는 이름을 붙이는 것은 불법이다. 법적으로 나는 구강외과 전문의가 아니다. 그저 구강외과를 전공한 치과 의사다. 전문 과목을 전공하기 위해 다른 전문의와 똑같이 수련을 받고 똑같이 공부하며 임상 경험을 더 쌓는데 법적으로는 전문의가 아니라는 뜻이다.

의과대학은 처음 전문의를 실시할 때 소급 조항을 두어 어느 정도 경력을 갖추면 누구나 전문의가 될 수 있게 하여 전문의 수가 아주 많다. 그렇기에 현재 의사 대부분은 전문의지만 자신의 전공만 진료하지는 않는다. 그런데 치과 전문의 제도하에서는 치과 의사끼리의 경쟁을 제어하는 차원에서 전문의를 표방해서는 안 된다는 규칙이 있다. 그나마 지금은 다양한 노력들로 인해 구강외과라는 말이 대중에게 충분히 인식되었고, 구강외과 의사가 턱수술 전문이라는 것이 알려져 입지는 크게 나아진 편이다. 내가 레지던트를 할 때만 해도 주변 사람에게 한참 설명했어야 했는데 말이다. 이제는 우리 아들들도 내가 굳이 설명해 주지 않아도 아빠가 구강외과 의사이고 무슨 수술을 하는 사람인지 잘 안다.

이제서야 치과 전문의 제도가 시행된 것은 어찌 보면 부끄럽게도 치과 의사들끼리의 밥그릇 싸움이 원인이었다. 내가 전공한 구강외과는 인기 과목이 아니어서 견제를 당한 적은 없지만, 다른 사람이 인기 있는 교정과 전문의나 보철·임플란트 전문의가 되는 것을 잠자코 바라볼 수 없으니 치과 의사는 다 똑같다고 수십 년 동안 서로의 발목을 붙잡고 살아온 셈이다.

전문의라는 명패가 없으니 억울한 일이 많았다. 수련을 받을 때 성형외과와 진료 영역 문제로 다툼이 자주 있었는데, 그때마다 그들은 전문의이고 우리는 똑같이 수련 과정을 밟아도 전문의가 아니었다. 억울하고 분했던 기억 때문에 어쩌면 더 도전적으로 구강외과 과목을 알리는 구강외과 의사가 되었는지도 모르겠다. 성형외과는 자신이 성형외과를 전공하지 않았어도 성형외과라고 소리치며 광고하지만, 난 구강외과를 전공하고 구강외과만 진료하는데도 구강외과라고 하면 안 된다고 하니 이거 참…….

수련 과정 내내 양악수술 진단을 하고 양악수술을 준비하고 양악수술을 하며 살아왔어도, 사람들은 양악수술은 구강외과가 아닌 성형외과에서 하는 게 아니냐고 묻는다. 성형외과가 도대체 언제부터 양악수술을 했나 싶어 한숨이 난다.

엄밀히 말하면 나는 구강외과 전문의가 아니다. 하지만 구강외과라는 내 분야에 자부심과 열정을 품고 있으며 수술을 제대로 해낼 진료 철

학도 능력도 있다. 나는 절대 대가가 아니다. 사고가 없도록 살얼음 위를 걷듯 조심조심 그리고 열심히 진료해 왔기에 오랫동안 아무 탈 없이 수술해 올 수 있었다. 매일 보람을 느끼며 매일 양악수술이 무섭다고 생각하며 살고 있다.

조금은 지쳤나 보다. 지친 마음을 다잡고 활짝 웃는 환자들 얼굴만 생각해야겠다. 이제 겨울이 시작인데…….

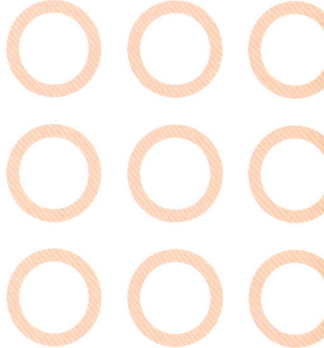

달라지는 건
얼굴만이 아니다

　　　　　　　　　드라마나 영화에서 여러 번 보아 온 배우가 낯선 인물로 느껴질 때가 있다. 새로운 배역을 연기하는 모습이 낯설게 느껴져 전혀 다른 사람으로 여겨지는 것이다. 같은 사람인데 어느 때는 정말 매력 넘치는 사람이 되어 있고 어느 때에는 가까이하고 싶지 않은 인물이 되어 있다. 그런 모습을 보면 사람의 매력은 그가 가진 외모보다는 태도나 그로 인해 풍기는 이미지에서 비롯되는 것이 아닌가 싶다.

　애티튜드. 요즘 종종 듣는 말이다. 우리말로 바꾸면 마음가짐, 자세, 태도가 된다. 특히 패션 관련 잡지나 프로그램에서는 애티튜드를 강조한다. 그때 그 자리에 걸맞고 세련된 애티튜드를 갖춘 사람은 누구의 눈에나 멋진 사람으로 비친다. 그리고 애티튜드가 결여되어 있는 사람은 아무리 화려하게 단장하고 있어도 겉도는 것처럼 보인다. 그렇게 보면 애티튜드를 결정하는 것은 값비싼 옷이나 장신구, 잘생긴 외모, 아름다운 몸매보다는 그 사람이 지닌 자신감인 듯하다. 자신감 있는 당당한 태도가 매력적인 모습을 이끌어 내기 때문이다.

병원을 찾는 환자들을 대할 때면 자신감에 대해 생각한다. 처음 진료실 문을 열고 들어서던 모습과 수술 후 회복 단계를 거치면서 진료실 문을 열고 들어서는 모습은 같은 사람이라고 생각하기 어려울 만큼 다를 때가 종종 있기 때문이다. 진료실 의자에 앉아 나와 마주하기조차 쑥스러워하고 말 한마디 하기 어려워하며 소극적이던 사람이 변해 가는 외모만큼이나 내면도 변해 가는 것이다. 우선 웃음이 많아지고 환한 표정이 되고 말수가 많아진다.

이 모든 변화는 자신감에서 오는 것이리라. 얼굴이 변한 것은 물론, 자신감 넘치고 환한 미소가 떠나지 않는 애티튜드 때문에 활력 넘치고 생기 있는 사람으로 다시 태어난 것 같아 보인다. 기능과 외모와 더불어 내면이 조화와 균형을 되찾은 덕분일 것이다.

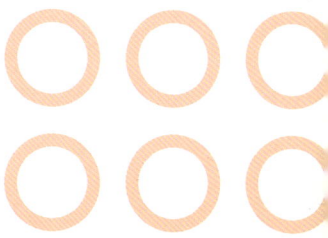

두려움을 이기고
자신감과 희망을 찾으려는
<u>여러분에게</u>

　　　　　　　　　　오전에는 수술을 하고 오후에는 통원 치료 환자들을 진료하고 나서 피곤하던 차에 소주를 한잔 마셨더니 오히려 잠이 오질 않아, 언제나 환자들의 질문에 답변만 해오던 제가 오늘은 글을 한번 올려 봅니다.

여러분이 가장 궁금해하시는 것은 우선 수술 후 자신이 얼마나 변할지와 어느 병원이 수술을 잘하는지, 그리고 수술 비용은 어떻게 되며 저렴한 곳은 없는지일 겁니다. 이런 여러 궁금증 가운데 수술 후 변화에 대하여, 수술을 받은 환자가 변화해 가는 모습을 항상 곁에서 지켜보고 있는 저의 경험을 중심으로 말씀드려 보겠습니다.

양악수술 후 외모는 많이 달라집니다. 어떤 경우는 제가 수술을 하고도 몇 개월 뒤 찾아온 환자를 알아보지 못하는 경우가 있으니까요. 늘 그렇듯 오늘도 그랬지만 수술이 끝나면 밖에서 기다리는 가족은 매우 궁금해하십니다.
하지만 붕대와 각종 테이프로 얼굴을 감싼 채 수술실에서 나오기 때문에 아직 얼마나 변했는지 알 수가 없습니다. 저희는 수술실에서 붕대를 감기 전 확인을 하며 많이 변했네, 좋아졌네 하며 먼저 기뻐합니다. 오늘은 마취과 원장님이 정말 많이 좋아졌다며 기뻐하시더군요. 그리고 2~3일 후 붕대를 풀면 달덩이처럼 부은 얼굴에 환자 본인은 물론 가족까지 무척 놀라십니다. 과거에 비해 수술 시간이 매우 단축되었고 부기를 방지하기 위해 많은 노력을 하고 있지만, 어느 정도의 부기는 피할 수가 없거든요. 턱이 들어간 것 같기는 한데 좋아진 건지는 모르겠다며 고개를 갸우뚱하시죠. 그러면 저는 기다려 보시라고 자신 있게 말하며 안심시키고요.
1주일쯤 지나 봉합실을 제거하러 올 때면 처음에는 수술을 꺼리던 부모님들이 오히려 좋아하십니다. 어릴 적 모습이 돌아왔다고 아빠를 닮았느니 엄마를 닮았느니 하며 좋아하십니다. 바로 그 순간이 수술을 한 저로서는 최고로 기분 좋은 시간입니다. 구강외과 의사로서 사는 기쁨이라고나 할까요?
입을 풀고 물리치료를 하기 위해 내원하면서 점차 부기가 빠지면 그때부터는 환자도 마음을 놓으며 좋아합니다. 솔직하게 드러내고 좋아하

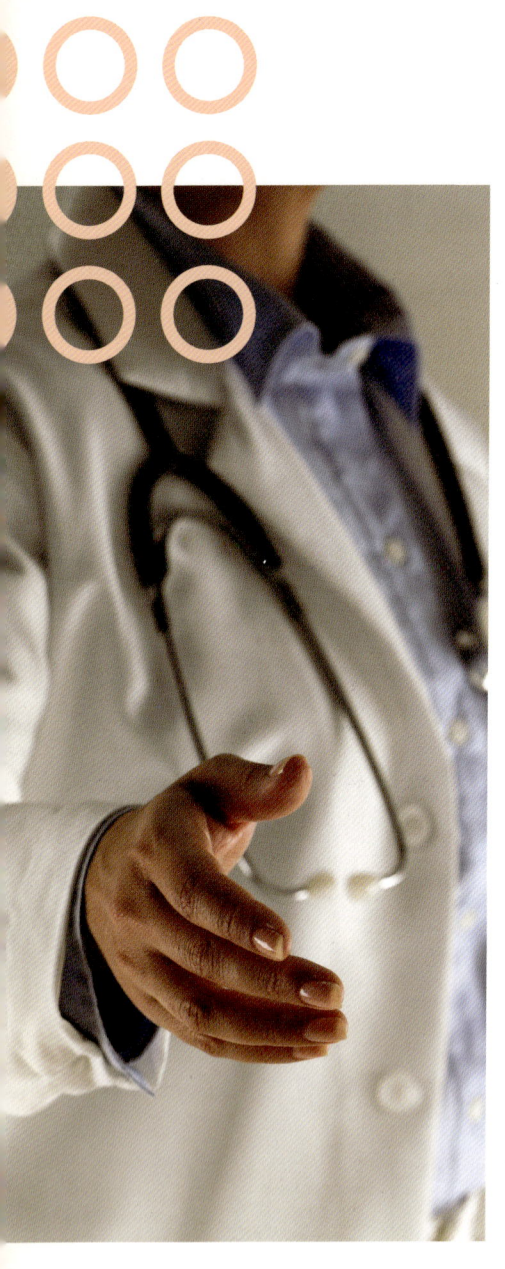

는 환자가 있는가 하면, 달라진 얼굴이 어색하고 쑥스러워서 눈조차 맞추지 못하는 환자가 있습니다.

1~2개월 후 중간 검사를 하기 위해 병원을 찾은 환자를 보면, 여성의 경우 헤어스타일부터 달라지고 화장도 달라져 있습니다. 이제는 자신감 넘치는 표정이 되는 겁니다. 더러는 수술 전후의 사신을 비교해 보면 화장이 약간은 진해져 있죠.

그리고 다시 시간이 지나 병원에 찾아오면 이번에는 옷차림이 달라져 있습니다. 예전에 비해 좀 더 눈에 띄는 약간 대담하고 화려한 스타일로 변해 있는 겁니다.

시간이 더 지나 1년쯤 후 교정 치료까지 마친 분들은 저마저 알아보지 못하는 경우가 종종 있습니다. 더러는 완전히 다른 모습이 되고자 하는 욕구가 생겨 코나 눈을 성형하는 분이 있거든요. 또 세월이 흘러 병원이 아닌 곳에서 저와 마주치면 아예 모르는 척하십니다. 수술의 흔적을 지우려 하는 거죠. 저는 그 마음을 이해하고 빙긋 웃으며 같이 모르는 척합니다.

양악수술과 같은 턱교정치료는 만만치 않은 비용과 긴 시간이 요구되는 고통스러운 치료임이 틀림없지만, 그 결과만은 여러분께 새로운 자신감과 희망을 주리라 생각합니다.

수술을 권유하려는 뜻으로 이 글을 올리는 것이 아닙니다. 그저 미래에 대한 두려움으로 걱정하시는 분들께 다소 위안이 되었으면 하는 마음일 뿐입니다. 즐거운 시간 되시기 바랍니다.

늦은 밤 잠 못 이루는 오럴서전 김기정

* 이 글은 인터넷 사이트 다음에 있는 양악수술 환자들의 카페에 올린 것을 일부 수정한 것이다.

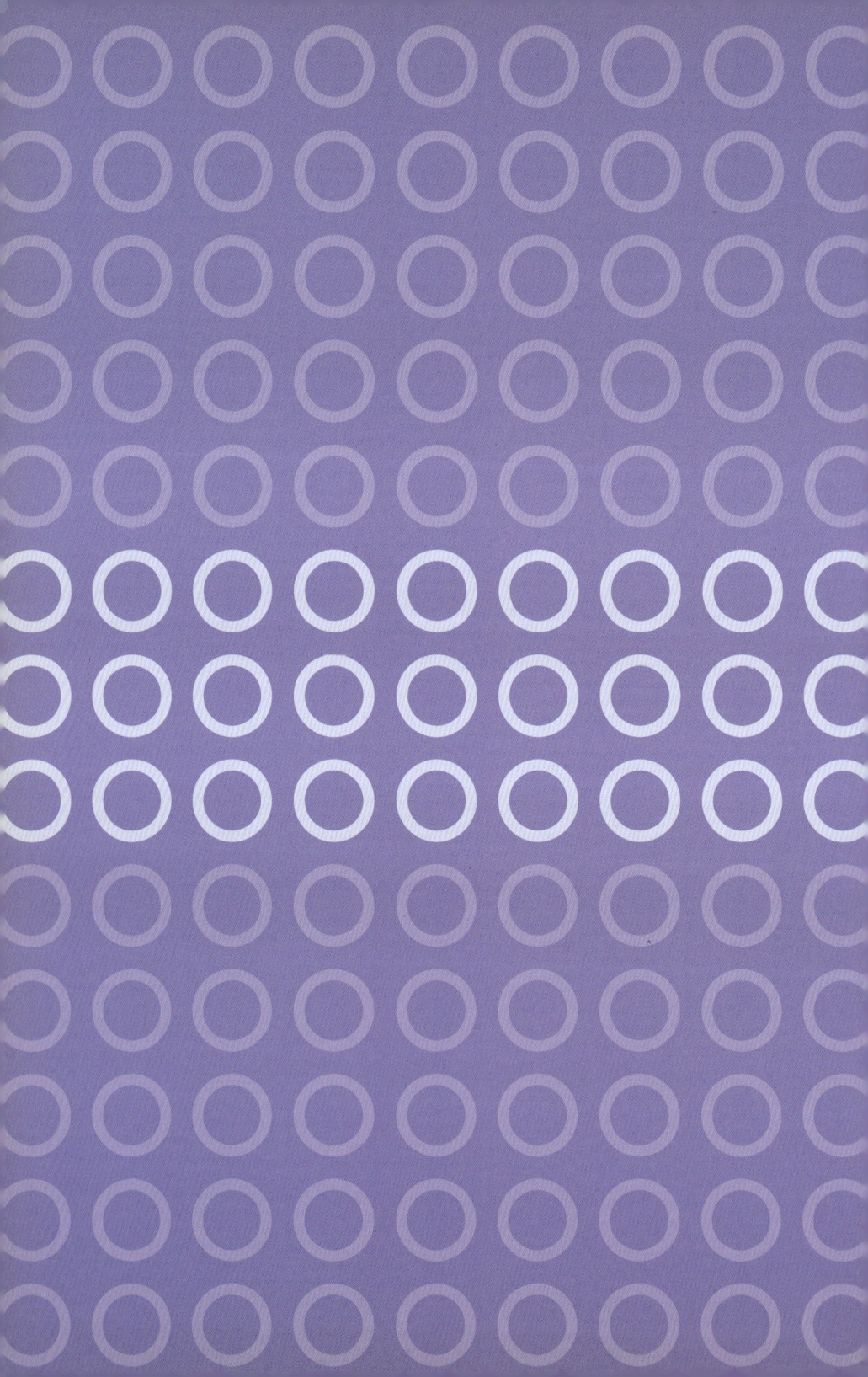

Chapter 3

아름다운
얼굴을 찾기까지

병원을 찾는 다양한 증상

아래턱이 눈에 띄게 튀어나왔거나 지나치게 큰 경우, 얼굴의 비대칭이 심해 턱이 틀어진 경우, 웃을 때 잇몸이 많이 노출되는 경우, 위턱 치아의 중심이 얼굴의 중심과 맞지 않는 경우, 위아래 앞니가 맞닿지 않는 경우, 얼굴이 유난히 길거나 턱이 유난히 짧은 경우, 입이 나온 경우 등 양악수술을 하기 위해 병원을 찾는 이들이 가진 증상은 매우 다양하다. 여기에서는 치료나 수술을 요하는 증상에는 어떤 것들이 있으며 어떤 치료법이 있는지 살펴보자.

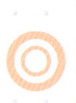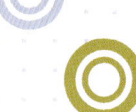

주걱턱

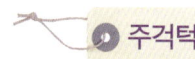

주걱턱이란?

흔히 말하는 주걱턱은 3급 부정교합_{아래어금니가 위어금니보다 앞으로 나와 있고 위아래 치아가 가지런하지 않거나 제대로 맞물리지 않는 상태}에 속하며, 아래턱이 위턱보다 크거나 길어 앞으로 튀어나온 경우를 가리킨다. 턱 끝의 뼈가 앞으로 나와 있는 턱끝비대증, 아래턱뼈 전체가 앞으로 나

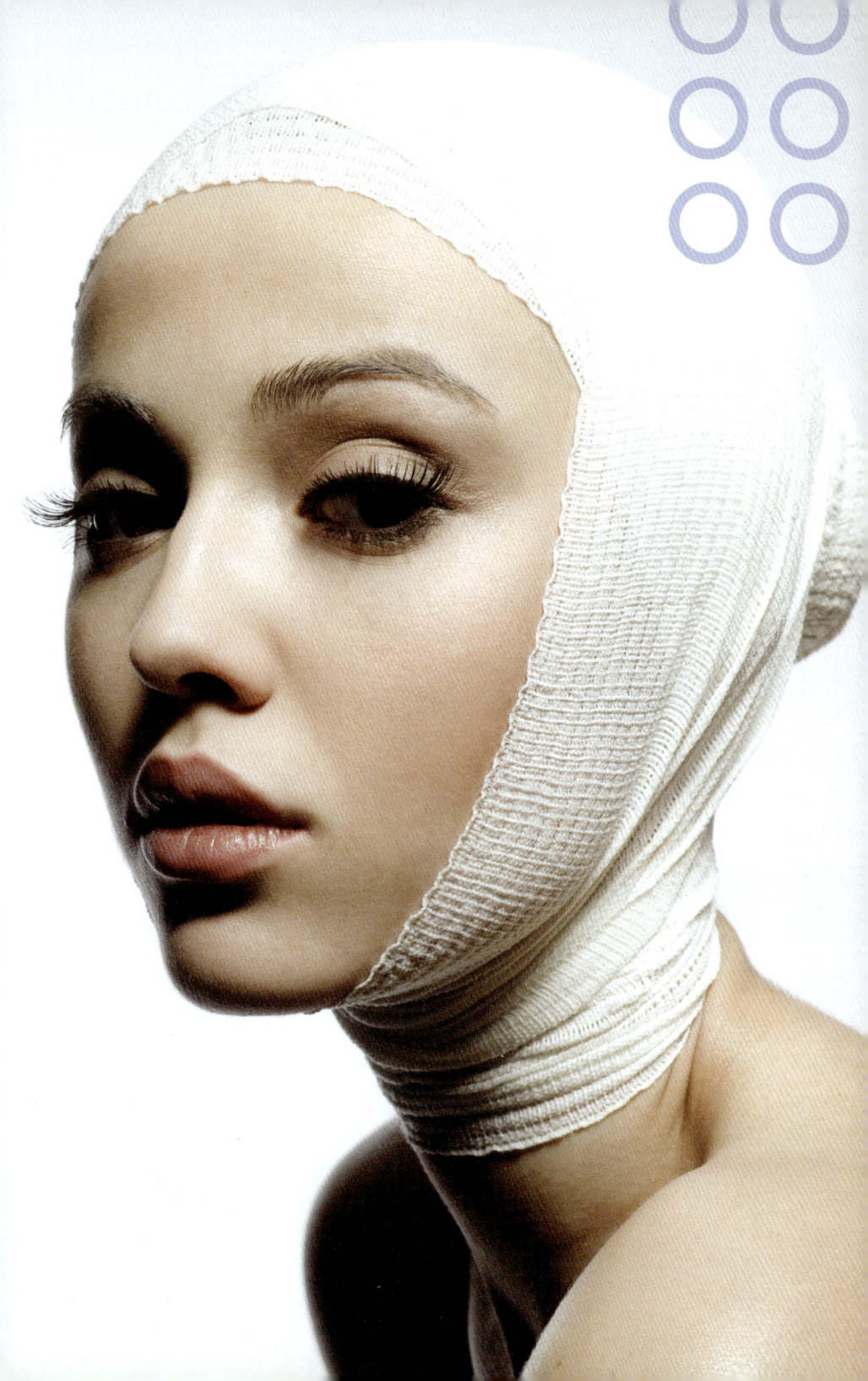

와 있는 하악전돌증의 증상으로 나타나는 주걱턱은 선천적으로 아래턱이 지나치게 성장하거나 위턱이 제대로 성장하지 못하여 생긴다. 또 성장기가 완료되기 전에 충치 등의 이유로 치아를 발치하여 반대교합이 생긴 채 성장하거나 아래턱을 내미는 습관 때문에 생기기도 하며, 드물게는 축농증과 같은 이비인후과적 질환이 있어 위턱이 미처 발육되지 않아 주걱턱이 되기도 한다.

자가 진단

- ☑ 얼굴형이 길고 뾰족하다.
- ☑ 아랫니가 윗니보다 앞으로 물린다.
- ☑ 어금니를 깨물면 턱이 넓어 보인다.
- ☑ 얼굴의 아래 부분이 중간 부분보다 커 보인다.
- ☑ 코가 실제보다 낮아 보이면서 얼굴이 커 보인다.
- ☑ 윗니가 아랫니를 덮지만 아랫니는 안으로 누워 있고 윗니는 앞으로 나와 있다.
- ☑ 발음이 어색하다.
- ☑ 냉면을 앞니로 끊어 먹을 수 없다.

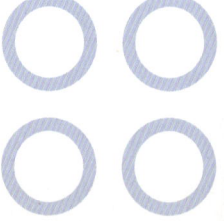

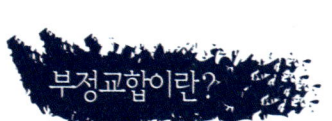
부정교합이란?

부정교합은 입을 다물었을 때 위아래 이가 맞물리지 않는 상태를 말하는데, 어금니의 상태를 기준으로 나눈다. 어금니의 위치는 정상이지만 치아가 삐뚤빼뚤한 경우가 1급 부정교합, 위어금니가 아래어금니보다 앞으로 나와 있는 경우가 2급 부정교합, 아래어금니가 위어금니보다 앞으로 나와 있는 경우가 주걱턱이 해당하는 3급 부정교합이다. 이 밖에 위아래 이가 맞닿지 않는 개방교합, 아래턱과 아랫니가 위턱과 윗니보다 앞으로 나온 반대교합이 있다.

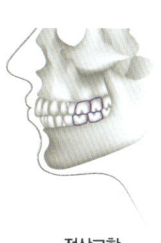

정상교합

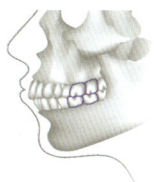

1급 부정교합

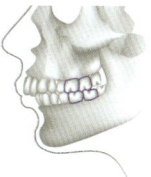

2급 부정교합

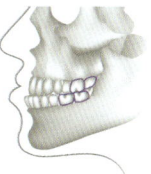

3급 부정교합

치료법

보통은 수술을 전후하여 교정치료가 필요하지만, 더러는 교정치료를 거치지 않고 수술을 먼저 한다선수술.

▌교정치료

골격, 즉 위아래 턱뼈에 문제가 없고 단순히 치아만 반대로 맞물리는 부정교합인 경우에는 교정치료만으로 좋은 결과를 기대할 수 있으며, 치료 기간은 비교적 짧다.

▌턱끝수술이부성형술

턱 끝 부위의 뼈가 앞으로 나와 있는 턱끝비대증은 턱 끝을 뒤로 이

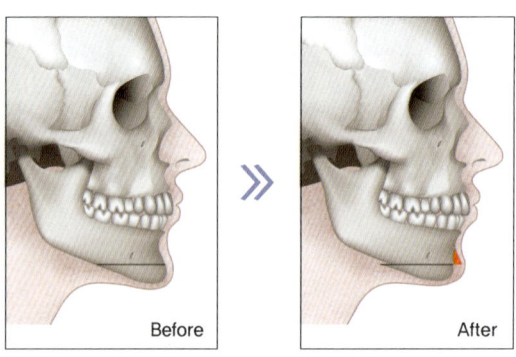

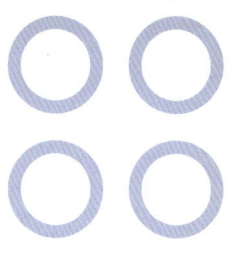

동하는 턱끝수술로 교정할 수 있다. 턱이 나와 있다고 무조건 아래턱 하악수술을 하여 아래턱을 뒤로 이동하면, 이번에는 오히려 턱 끝이 들어가 보이는 바람직하지 못한 결과가 된다. 따라서 턱 끝을 잘라 내 앞으로 이동하거나 길이를 연장하여 자연스러운 외모가 되도록 하는 수술을 해야 한다.

■ 양악수술

위아래 턱뼈의 균형이 맞지 않는다면, 양악수술을 통해 정확하게 기능할 수 있는 위치로 턱을 이동하여 위아래 치아가 제대로 맞물리도록 하는 동시에 외모를 개선한다.

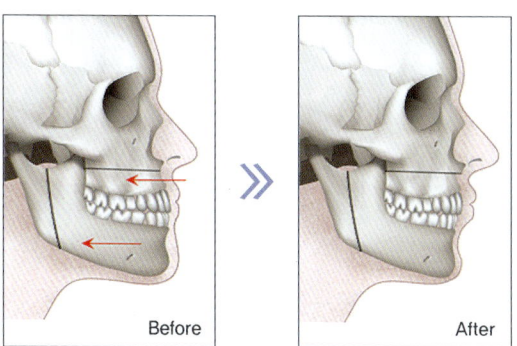

위아래 턱이 모두 나온 경우 위턱수술과 아래턱수술을 병행한다.

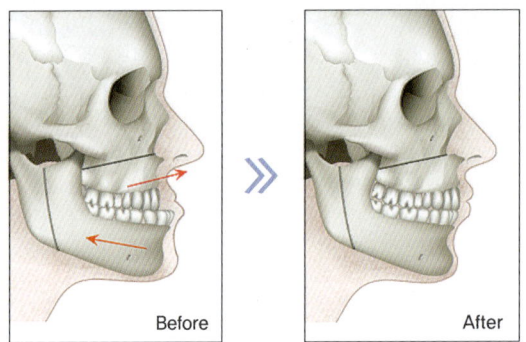

위턱은 꺼지고 아래턱이 나온 경우 역시 위턱수술과 아래턱수술을 병행한다.

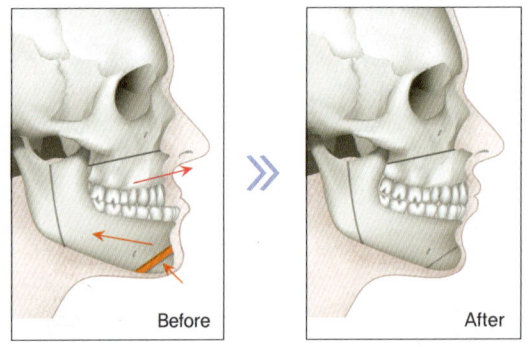

턱 끝의 위치가 외관상 좋지 못한 경우 위턱수술과 아래턱수술, 턱끝수술을 병행한다.

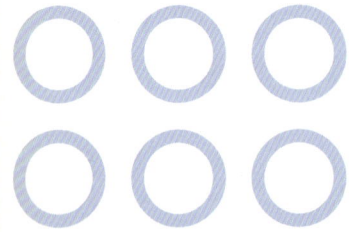

• 위턱상악수술

위턱수술은 주걱턱의 정도와 양상에 따라 선택적으로 실시한다. 이를테면 아래턱에 비해 위턱의 성장이 크게 뒤져 앞뒤로 볼륨이나 크기가 부족한 경우 또는 위아래 길이가 정상적이지 않은 경우에는 위턱수술을 하도록 한다. 위턱뼈를 가로로 절단하여 회전·이동한 후 계획한 위치에 고정한다.

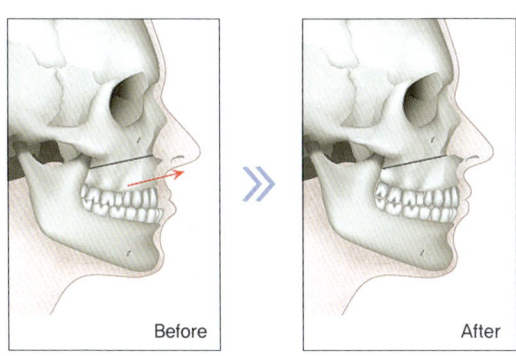

• 아래턱하악수술

주걱턱은 증상에 따라 위아래 턱이 아니라 아래턱수술만 진행할 수 있으며 이때 앞으로 나와 있는 아래턱을 뒤로 넣는 아래턱수술이 필요한데, 최근에 가장 많이 이용되는 수술법이 SSRO법Sagittal Split Ramus Osteotomy, 시상골 절단술과 IVRO법Intraoral Vertical Ramus

Osteotomy, 수직골 절단법이다.

주걱턱의 경우에는 아래턱을 IVRO법으로 수술하면 부작용이 적고 회복 기간이 짧으며 갸름한 턱선이 된다는 장점이 있고, SSRO법으로 수술하면 초기 고정력이 뛰어나고 모양의 변형이 자유롭다는 장점이 있다.

IVRO법

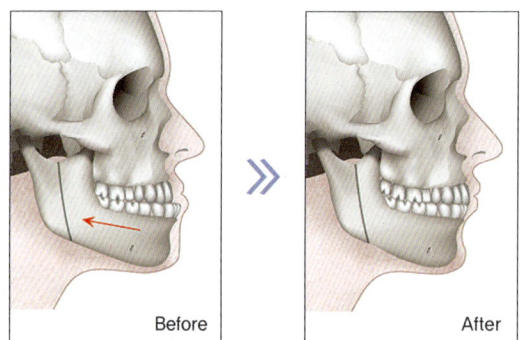

Before　》　After

SSRO법

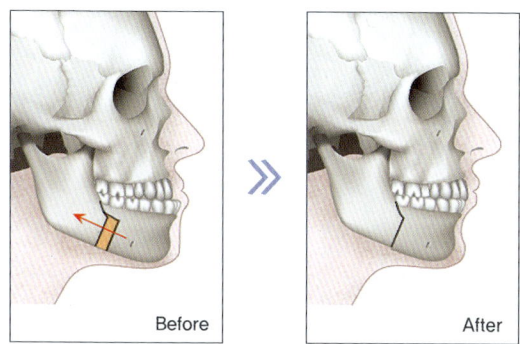

Before　After

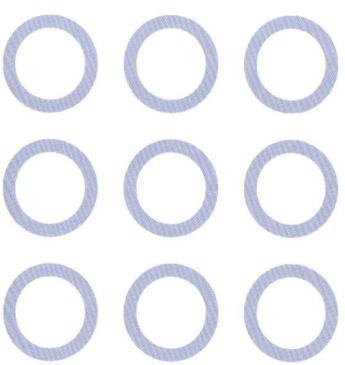

Case 1

비뚤어진 위턱에 따라 아래턱이 기울어진 경우

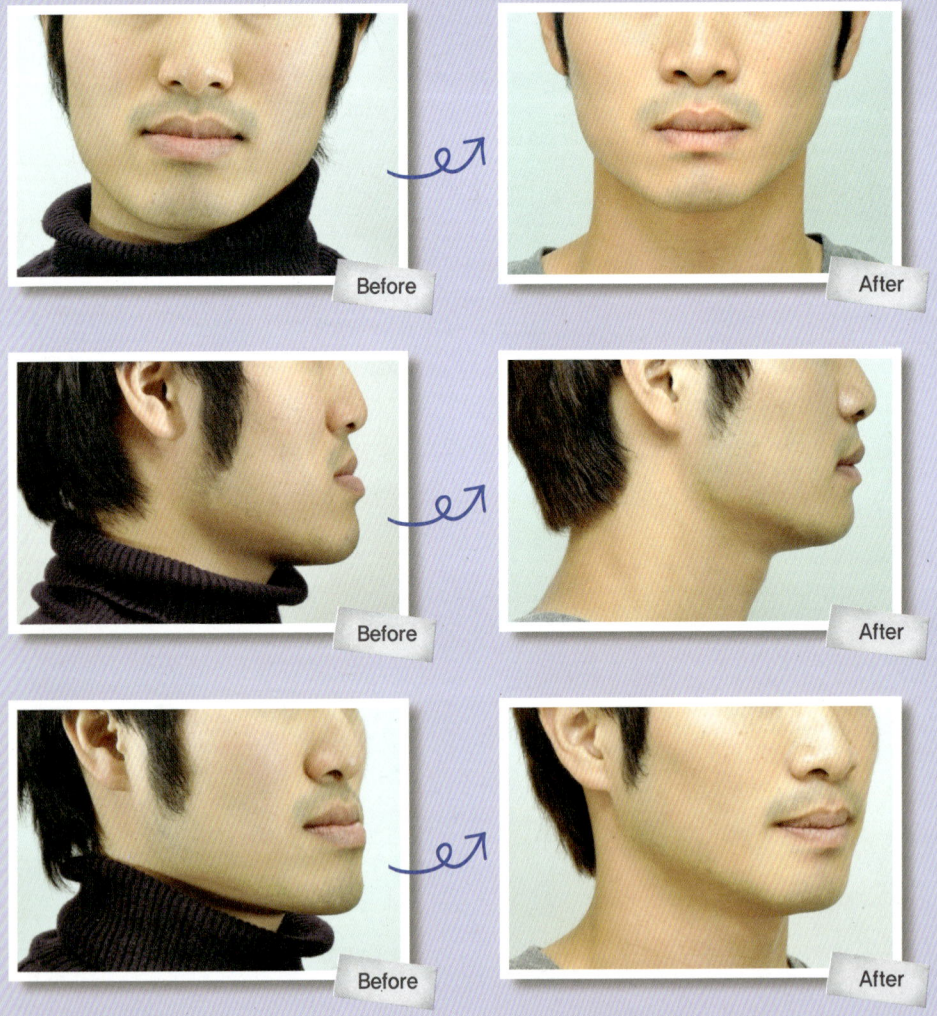

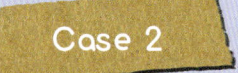

Case 2

위턱은 꺼지고 아래턱이 나온 경우

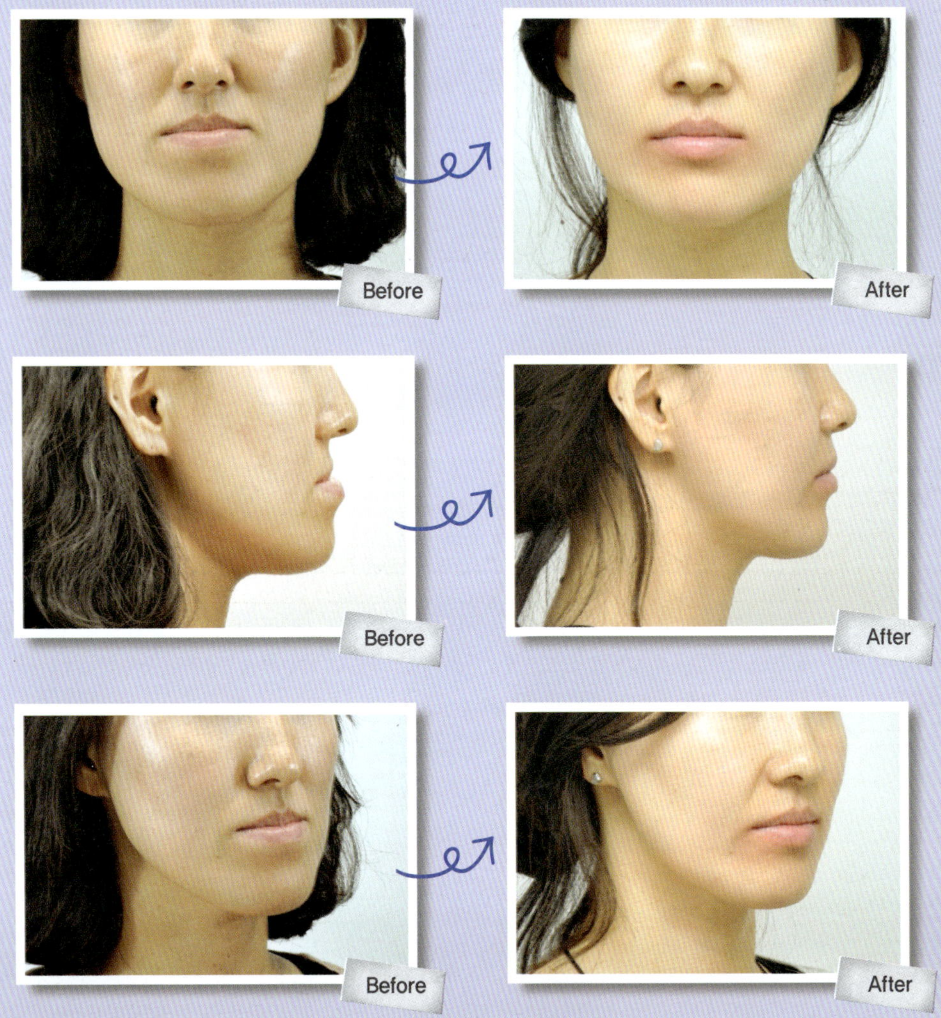

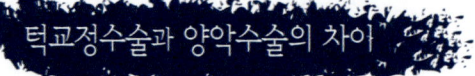
턱교정수술과 양악수술의 차이

턱교정수술이란 말 그대로 턱의 기능과 모양을 바로잡는 것이며, 턱교정수술 중 위아래 턱을 동시에 수술하는 것이 바로 양악수술이다. 일반적으로 턱교정수술 자체를 양악수술로 생각하는데, 엄밀하게 말하면 양악수술은 위아래 턱을 동시에 수술하는 경우만 뜻한다. 턱교정수술에는 양악수술 외에 아래턱하악수술, 턱끝수술이부성형술, 전방분절골 절단술돌출입수술 등이 있다. 턱교정수술은 얼굴뼈 수술이기는 하지만, 턱뼈의 윤곽만 달라지는 안면윤곽수술과는 달리 턱의 위치가 바뀌는 수술이다. 턱에는 치아가 있기 때문에 턱이 이동하면 치아의 교합에 변화가 생기며, 위아래 턱을 원하는 위치로 이동한 다음 티타늄으로 된 플레이트를 이용해 고정한다. 턱교정수술에는 다음과 같은 것들이 있다.

양악수술

- 위턱상악수술

양악수술 시 위턱을 이동하기 위해서는 대부분 르포트 1급 골절단술을 이용한다. 이것은 위턱 치아의 치근단 바로 위에서 안면 중앙부를 절단하는 방법으로, 위턱의 코 아래 부분을 수평으로 절단하여 전후·좌우·상하의 적절한 위치에 위턱을 재위치한 후 고정한다.

- 아래턱하악수술

양악수술에 관심 있는 사람이라면 한 번쯤 들어 보았음 직한 IVRO법수직골 절단술과 SSRO법 시상골 절단술은 바로 아래턱수술 방법들이다.

IVRO법은 턱뼈 뒷부분을 위아래로 잘라 내는 것으로, 턱뼈에 핀이나 철사 등으로 고정하지 않는다. 인위적으로 고정하지 않고 자연스럽게 최적의 위치를 찾도록 하여 턱관절 질환과 통증을 방지하며 턱뼈의 기능적인 재건을 돕는다. 또한 아래턱의 절개선을 조절하여 얼굴을 갸름하게 만들어 주는 장점이 있다. SSRO법은 턱뼈를 잘라 내 고정하는 방식인데, 뼈를 얇은 두 개의 판으로 분리하여 고정하므로 골 접촉면이 넓어 안정적인 치유와 초기 고정력이 뛰어나고 턱뼈 길이의 연장에 효과적이라는 장점이 있는 반면, 절단면으로 인한 신경 손상의 우려가 있다.

이 두 방법은 각각 장단점이 있으므로 수술 방법을 충분히 이해하고 각자의 상태와 문제점에 적합한 시술 방법을 택하는 것이 중요하다. 따라서 IVRO법과 SSRO법 중 어느 한 가지만 고집하는 것은 의미가 없으며, 이 두 가지를 적절하게 활용하여 이상적인 기능과 외적 균형을 찾아야 한다.

턱끝수술 이부성형술

턱 끝의 모양이나 위치를 교정하기 위한 수술로, 턱 끝의 길이를 조절하거나 양악수술 후 턱 끝의 위치를 교정하기 위해 진행한다. 턱끝수술에는 턱 끝의 일부를 다듬는 방법과 턱끝뼈를 잘라 낸 후 플레이트로 고정하는 방법이 있으며, 턱뼈의 모양이나 상태에 따라 알맞은 방법을 적용한다. 수술을 통해 턱 끝의 모양을 변화시키고 위치를 조정하는 것이 가능하다.

전방분절골 절단술 ASO : Anterior Segmental Osteotomy

흔히 돌출입수술이라 부르는 것으로, 잇몸뼈가 유독 앞으로 나와 있는 경우에 적용한다. 송곳니 뒤 작은어금니를 발치한 다음 그 공간만큼 잇몸뼈를 밀어 넣는 수술이다. 잇몸뼈와 위아래 턱이 모두 돌출된 경우에는 양악수술과 전방분절골 절단술을 동시에 진행하기도 한다.

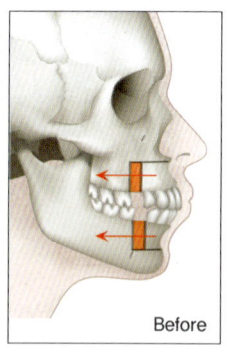 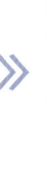 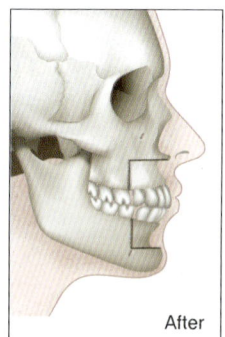

Before　　　　　After

안면비대칭

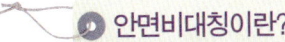 **안면비대칭이란?**

얼굴 중심선을 기준으로 좌우가 대칭을 이루지 않고 크게 어긋나 있는 것을 가리킨다. 물론 사람의 얼굴은 완벽하게 대칭을 이룰 수 없지만, 좌우의 부조화가 눈에 띌 정도로 심한 안면비대칭은 턱이 틀어져 있거나 부정교합을 갖고 있어 문제가 되며 이런 경우 턱교정수술이 필요하다.

하지만 좌우의 부조화가 눈에 띠더라도 턱교정수술이 필요하지 않은 경우가 많으므로 수술 여부는 의사의 진단과 본인의 필요에 따라 결정해야 한다.

안면비대칭이 되는 원인은 선천적 기형으로 한쪽 얼굴뼈가 자라지 않거나 후천적으로 사고 또는 종양 등의 질환에 의해 한쪽 턱관절이 과도하게 성장하는 것이다. 그리고 턱관절 부위가 손상되어 한쪽으로만 성장하여 안면비대칭이 되기도 한다. 또 드물게는 충치 등으로 인해 턱뼈의 성장이 끝나기 전인 어린 나이에 치아를 뺀 경우, 치아의 비대칭이 안면비대칭으로 발전하는 수가 있다.

자가 진단

- ✔ 위아래 치아의 중심선이 맞지 않는다.
- ✔ 턱이 한쪽으로 치우쳐 있다.
- ✔ 한쪽 턱뼈가 유난히 크다.
- ✔ 입술이나 코가 비뚤어져 있다.
- ✔ 웃을 때 윗니의 잇몸 부분이 기울어져 보인다.
- ✔ 코가 비뚤어져 있고 좌우 눈높이가 다르다.
- ✔ 음식을 씹을 때 한쪽으로 씹는다.

치료법

안면비대칭의 치료는 어린이냐 성인이냐에 따라 다른데, 성장기에 있는 어린이의 안면비대칭은 성장 조절과 교정치료로 어느 정도 해결할 수 있다. 여기에서는 성인의 치료법을 설명하겠다.

▌교정치료

단순히 치아의 부정교합 때문에 얼굴이 비대칭을 이루는 때에는 교정치료만으로 좋은 결과를 기대할 수 있다.

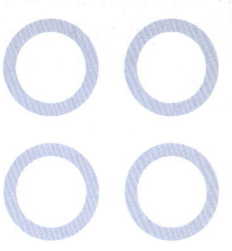

▎보톡스 또는 고주파 시술

근육의 크기가 차이나는 경우라면 보톡스나 고주파 등을 이용해 근육의 크기를 조절하는 방법으로 해결할 수 있다.

▎아래턱하악절제술

부정교합이 없거나 부정교합이 있어도 정도가 미미하며 양쪽 턱뼈의 크기와 모양의 차이에서 생긴 안면비대칭인 경우라면, 교정치료는 필요 없고 아래턱절제술을 시술함으로써 차이를 바로잡을 수 있다.

▎턱교정수술

양쪽 턱의 비대칭이 심하고 이로 인하여 부정교합이 생긴 경우에는 먼저 교정치료를 거친 후 턱교정수술을 하는데, 치아의 상태에 따라서는 수술을 한 다음 교정치료를 실시하는 선수술을 하기도 한다.

그러나 턱관절에 진행성 질환이 있을 때에는 수술과 교정치료를 해도 다시 문제가 생길 수 있으므로 신중하게 선택해야 한다. 상태에 따라 수술 전후에 턱관절 치료를 받아야 하는 경우도 있다. 또한 대부분의 안면비대칭은 선수술이 가능하지만, 심각한 부정교합을 갖고 있다면 우선 최소한의 교정치료를 한 후 수술을 하는 편이 좋다. 수술 직후 어느 정도 안정적인 교합이 확보될 것으로 판단될 때에만 선수술을 진행하는 것이 안정적이고 바람직한 수술 결과를 얻을 수 있기 때문이다.

• 양악수술

안면비대칭이 위턱, 아래턱 모두의 변형으로 인해 나타난 경우에는 양악수술이 필요하다.

위턱수술로 변형이 나타난 위턱을 가로로 절단하여 적당한 기울기로 맞춘 다음, 아래턱수술로 여기에 맞게 아래턱을 중심으로 옮긴다. 물론 상태에 따라서는 아래턱만 제 위치로 바로잡는 수술을 하지만, 안면비대칭에서 이런 경우는 매우 드물다.

위턱의 위치에 이상이 있다면 위턱을 가로로 절단하고 회전·이동하여 기울기를 맞추고 나서 여기에 맞도록 아래턱을 옮기는 수술을 해야 한다.

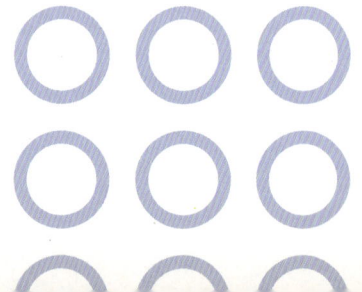

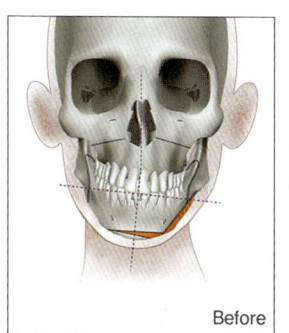
Before

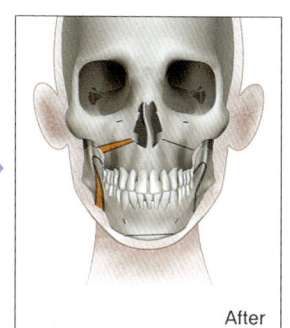
After

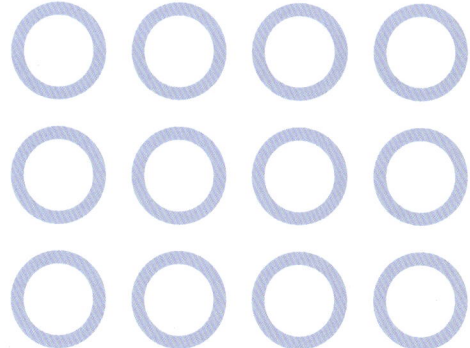

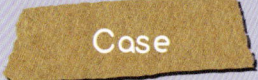

위턱은 기울어지고 아래턱이 나온 경우

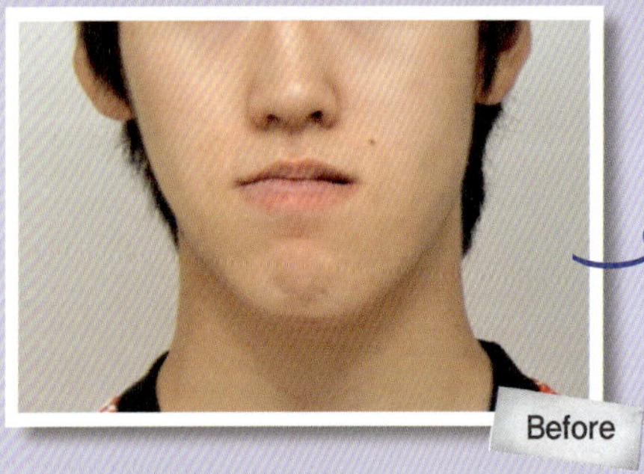

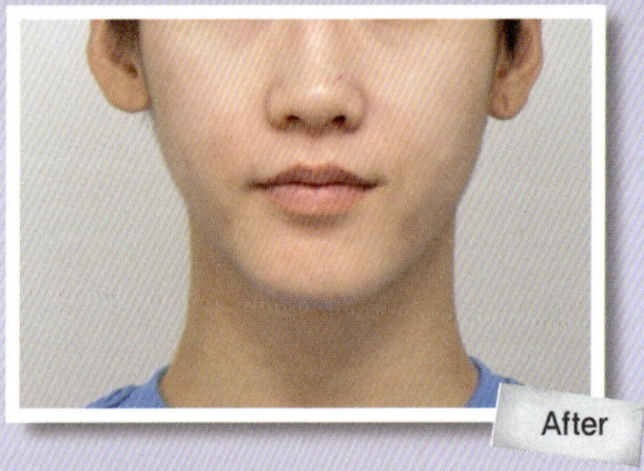

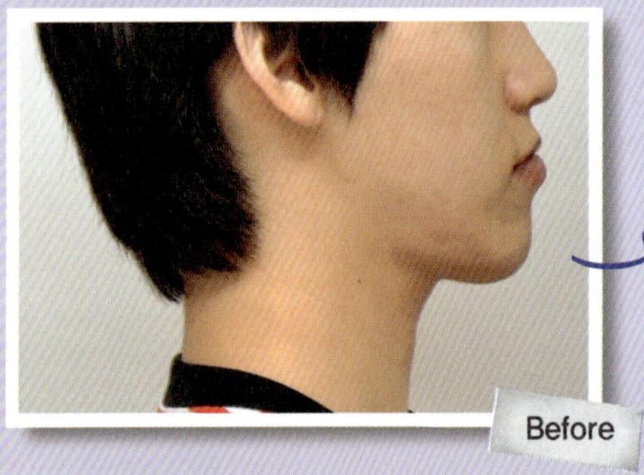

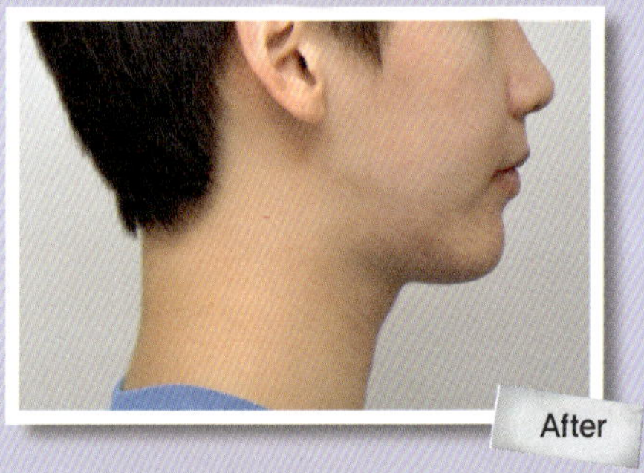

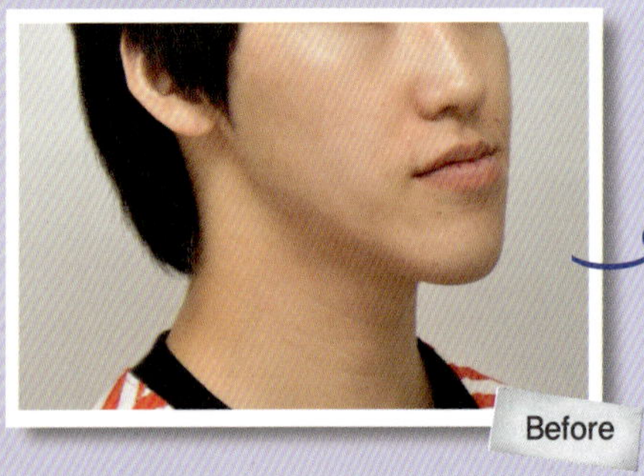

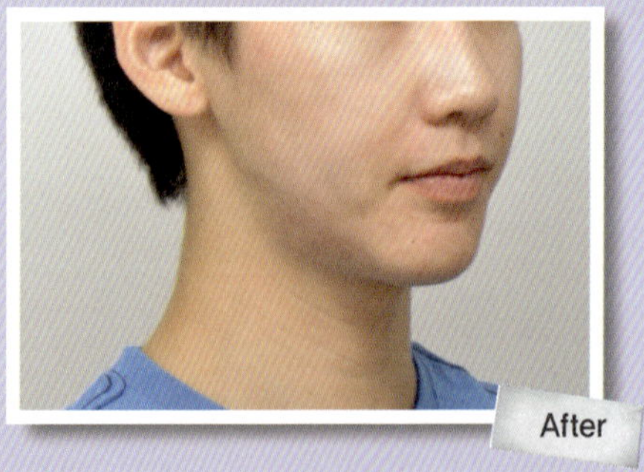

돌출입

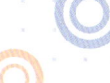

🔵 돌출입이란?

개그맨이나 연기자 중 돌출입을 가진 이가 있는데, 이들은 가끔 자신의 돌출입을 웃음의 소재로 삼기도 한다. 하지만 일반인이라면 돌출입은 주걱턱 못잖게 고민이 된다. 어금니는 제대로 맞물리지만 앞니와 잇몸이 유난히 튀어나온 것양악전돌증을 1급 부정교합 돌출입이라고 한다. 위 어금니가 아래어금니보다 앞으로 나오면서 돌출입의 양상을 띠는 2급 부정교합 돌출입도 적지 않다. 돌출입 증상을 갖고 있는 사람 대부분은 웃으면 잇몸이 드러나고 입을 다물고 있으면 퉁명스럽거나 화난

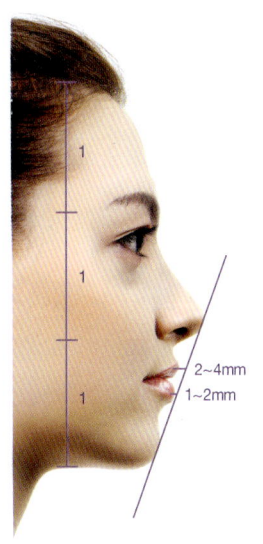

∷ 미인선

것 같은 인상을 주며, 옆에서 보면 코와 턱을 잇는 심미선인 미인선을 기준으로 입매가 튀어나와 있어 세련되지 못한 인상을 준다. 돌출입은 유전적 요인으로 생기는 경우가 많으며, 드물게는 어린 시절 심한 비염 등으로 인해 입호흡을 하게 되어 혀가 치아를 앞으로 미는 습관이 붙어 생기는 경우도 있다.

자가 진단

- ☑ 입이 나와서 화난 인상이나.
- ☑ 웃을 때 잇몸이 유난히 많이 보인다.
- ☑ 코와 턱 끝을 이으면 입술이 튀어나온다.
- ☑ 위아래 치아의 사이가 벌어져 있다.
- ☑ 인중이 너무 짧거나 길어 보인다.
- ☑ 코 양쪽 옆이 꺼져 있어 팔자주름이 보인다.
- ☑ 발음이 어색하다.
- ☑ 입이 잘 다물어지지 않는다.
- ☑ 입술이 실제보다 두꺼워 보인다.
- ☑ 입술을 맞닿게 하려면 힘을 주어야 한다.
- ☑ 턱 밑 근육이 골프공같이 오톨도톨하게 뭉쳐 있다.

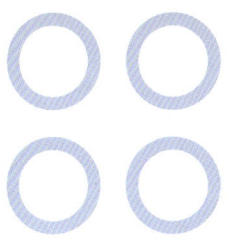

치료법

■ 교정치료

턱뼈의 위치에는 이상이 없고 잇몸뼈가 돌출되어 나타나는 가벼운 정도의 돌출입은 송곳니 뒤에 있는 작은어금니를 발치하여 공간을 만든 다음 앞니를 뒤로 넣는 교정치료로 좋아진다. 하지만 교정치료만으로 잇몸뼈 전체가 들어가기는 어렵다. 교정치료는 덧니 등의 증상을 함께 해결할 수 있고 수술을 하지 않아 비용이 적게 드는 반면, 치료 기간이 1년 반에서 2년 정도 소요되어 비교적 오래 걸린다는 단점이 있다. 최근에는 교정치료 기술이 발달하여 발치와 함께 진행하면 다음에 설명할 전방분절골 절단술ASO과 비슷한 정도의 효과를 얻을 수 있다. 교정치료에는 일반 교정치료와 급속 교정치료가 있는데 그 차이는 다음과 같다.

일반 교정치료와 급속 교정치료의 비교

일반 교정치료	장점	수술 부담이 없으며 치료 비용이 적게 든다.
	단점	치료 기간이 오래 걸리며, 심한 돌출의 경우 문제가 되는 앞니의 잇몸뼈는 들어가기 어렵다.
급속 교정치료	장점	치료 기간이 단축되고 빠른 치아 이동 효과가 있다.
	단점	수술 부담이 있으며 과도한 잇몸뼈의 이동은 불가능하다.

▌전방분절골 절단술

흔히 돌출입수술이라고 불리는 전방분절골 절단술은 송곳니 뒤에 있는 작은어금니를 발치한 뒤 그 공간만큼 앞니와 잇몸뼈를 통째로 넣는 수술이다. 수술 후 치료 효과를 바로 확인할 수 있을 뿐만 아니라 치아와 잇몸뼈가 모두 들어가므로 만족스러운 결과를 얻을 수 있다.

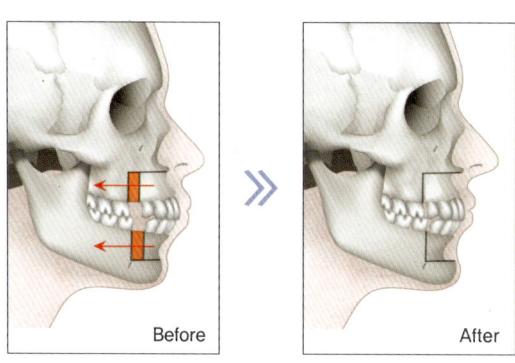

▌양악수술

위의 방법들로는 효과를 기대하기 어려울 만큼 돌출의 정도가 심하거나 정도는 심하지 않지만 턱뼈의 변형으로 인하여 돌출입이 된 경우에는 양악수술을 시술한다. 특히 전체적으로 얼굴이 긴 경우, 개방교합을 갖고 있는 경우, 안면비대칭인 경우에는 양악수술로 위턱을 뒤로 이동하여 잇몸이 노출되는 것을 해결한다. 위턱뼈를 전체적으로 뒤로 넣고 위로 이동함으로써 잇몸뼈 앞쪽만 이동하는 전방분절골 절단술보다 자연스러운 결과를 기대할 수 있다. 게다가 치료 기간 역시 현저히 단축된다. 증상에 따라 턱 끝을 살리는 턱끝수술을 병행하면 턱과 입이 들어가면서 상대적으로 코가 높아 보이는 효과까지 얻을 수 있다는 장점이 있다.

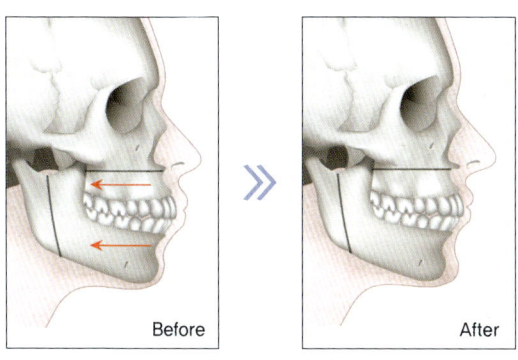

Case

입이 나오고 아래턱이 왜소한 경우

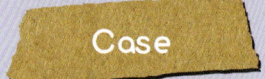

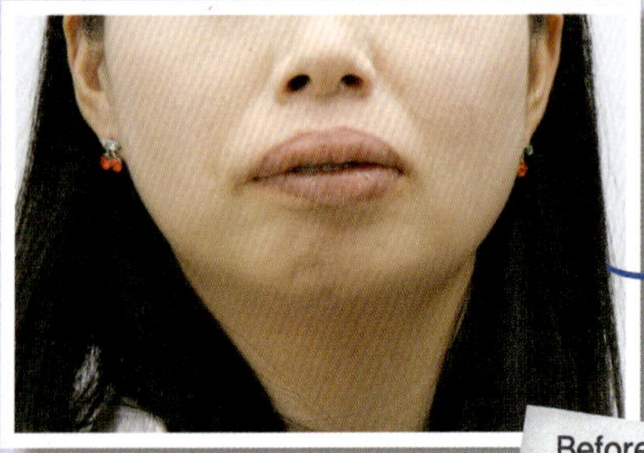
Before

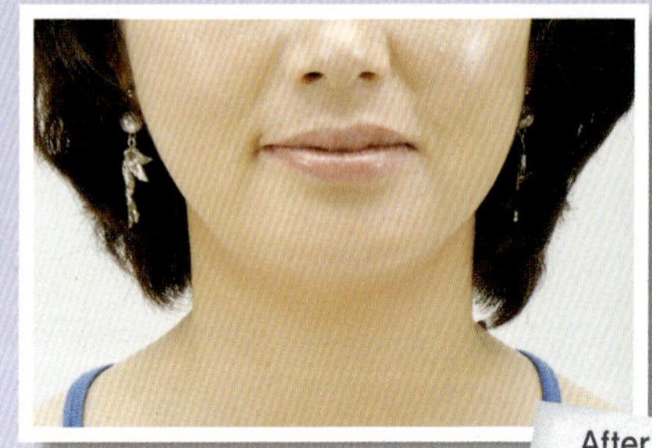
After

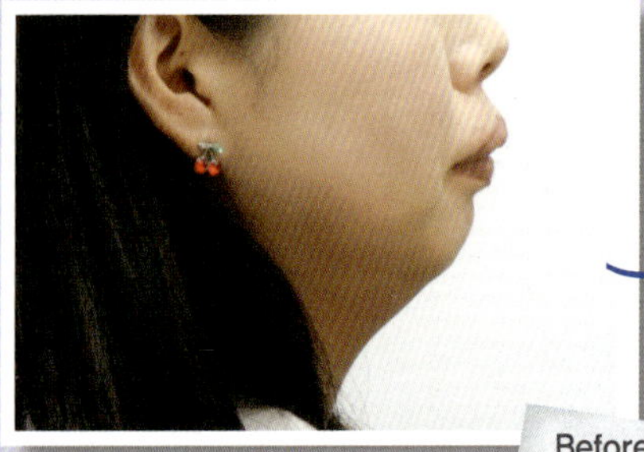
Before

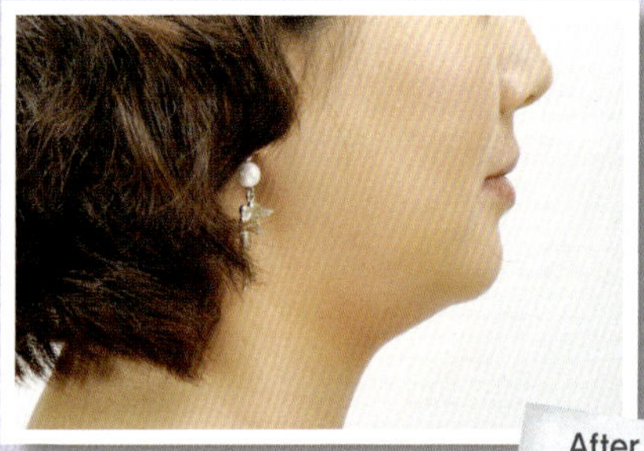
After

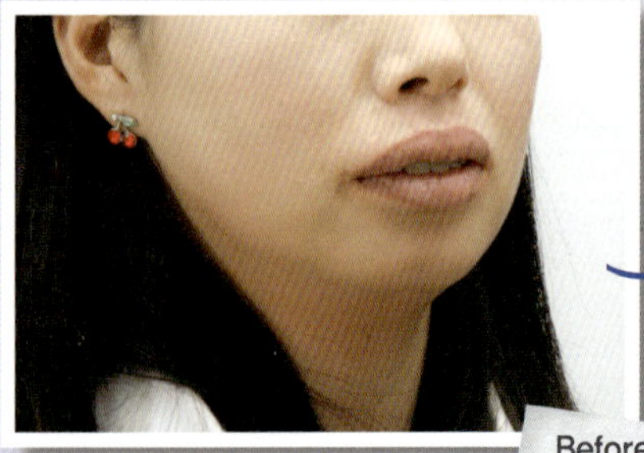
Before

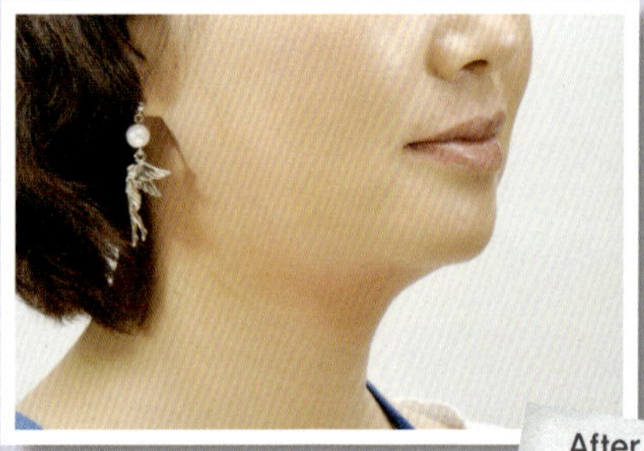
After

무턱

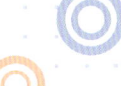

무턱이란?

주격턱과 반대되는 무턱은 대표적인 2급 부정교합의 한 종류로, 심한 경우 아래턱과 목의 경계가 명확하지 않아 새부리 같다고 하여 새턱이라고도 부른다. 무턱은 턱 끝이 앞으로 충분히 나오지 못하거나 크기가 작아 얼굴 아래 부분이 작고 빈약해 보이며, 하악골후퇴증아래턱이 뒤로 들어가 있는 경우 · 하악왜소증아래턱의 성장이 부족한 경우 · 이부왜소증턱 끝이 제대로 발달하지 못한 경우이 이에 해당한다.

선천적으로 위턱이 지나치게 성장하거나 반대로 아래턱이 제대로 성장하지 못하여 생기는 것이 일반적이며, 어려서 사고로 아래턱의 관절 부위에 손상을 입어 성장이 지연되어 생기기도 한다.

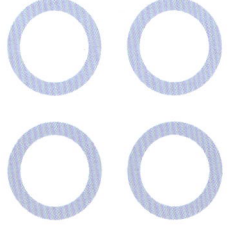

🔖 자가 진단

- ☑ 아래턱의 턱선이 없다.
- ☑ 얼굴이 작고 아래턱이 유난히 빈약하다.
- ☑ 어쩐지 나약해 보이는 인상이다.
- ☑ 아랫니가 윗니보다 지나치게 뒤로 물린다.
- ☑ 윗니가 아랫니를 지나치게 많이 덮는다.
- ☑ 앞니가 튀어나와 보인다.
- ☑ 입술을 다물려면 힘을 주어야 한다.
- ☑ 입술을 다물면 턱 끝에 힘이 들어가 아래턱 끝에 작은 뭉침이 생긴다.
- ☑ 턱관절 장애를 앓고 있다.

🔖 치료법

▌교정치료

윗니가 앞으로 나와 만들어진 무턱은 교정치료만으로 상당한 효과를 거둘 수 있는데, 교정치료로 윗니를 안으로 넣는 것만으로도 윗니와 아랫니의 차이가 줄어 턱은 그대로 있지만 인상은 크게 달라진다. 또한 입술이 들어가 상대적으로 코는 높고 턱은 나와 보여 얼

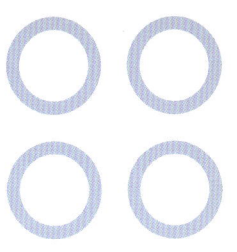

굴형까지 변화한다.

■ **턱끝수술** 이부성형술

교합은 정상인데 턱 끝이 짧고 왜소한 경우나 특별히 교정이 필요하지 않은 가벼운 정도의 부정교합인 경우에 이용한다. 이 수술은 아래턱의 앞쪽 끝을 가로로 잘라 내고 원하는 위치에 재고정하는 것으로, 전신마취를 하지만 1시간 이내에 끝나는 비교적 어렵지 않은 수술이라 당일 퇴원이 가능하다. 간혹 턱 끝에 실리콘이나 고어텍스 등의 보형물을 넣기도 하나, 장기적으로 볼 때 안정적이지 않고 이물질 반응 등이 있을 수 있어 턱 끝을 잘라 내는 수술을 주로 진행한다.

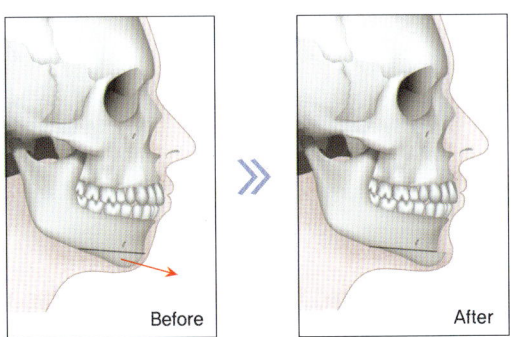

■ 아래턱수술

아래턱수술법 중 SSRO법시상골 절단술을 이용해 아래턱을 앞으로 이동한다.

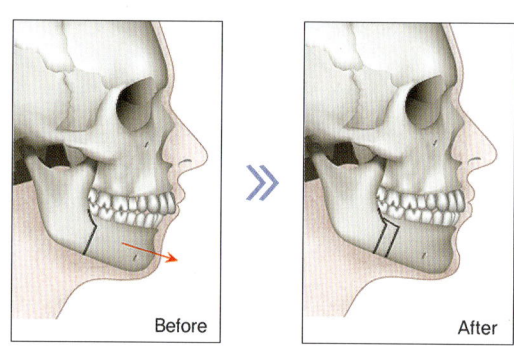

Before   After

■ 양악수술

위턱뼈의 위치나 모양에도 문제가 있다면 위턱뼈를 가로로 잘라 정상 위치에 고정하고, SSRO법시상골 절단술을 이용해 아래턱을 앞으로 이동한다. 무턱의 경우, 원래의 위치로 회귀하려는 재발 가능성이 크기 때문에 턱관절의 건강을 충분히 고려해 수술 계획을 세운다. 증상에 따라서는 빈약한 턱 끝을 개선하기 위해 턱끝수술을 병행한다. 수술을 전후하여 교정치료가 필요하며, 더러는 수술 전 교정치료를 거치지 않고 수술을 먼저 한다선수술.

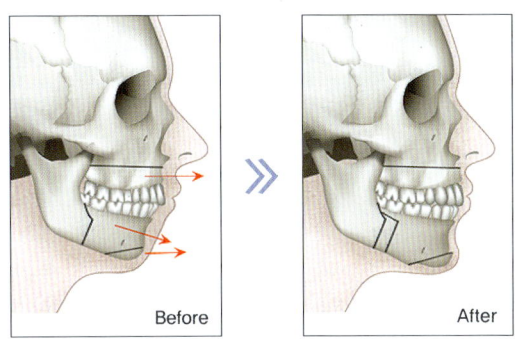

위턱수술과 아래턱수술, 턱끝수술을 병행한다.

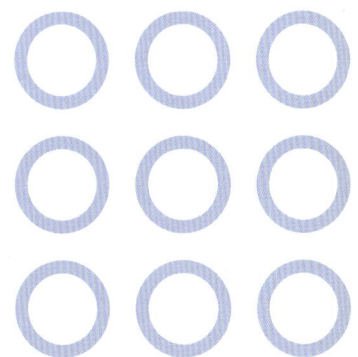

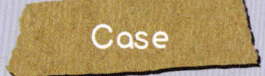

위턱은 정상에 가까우나 아래턱이 왜소한 경우

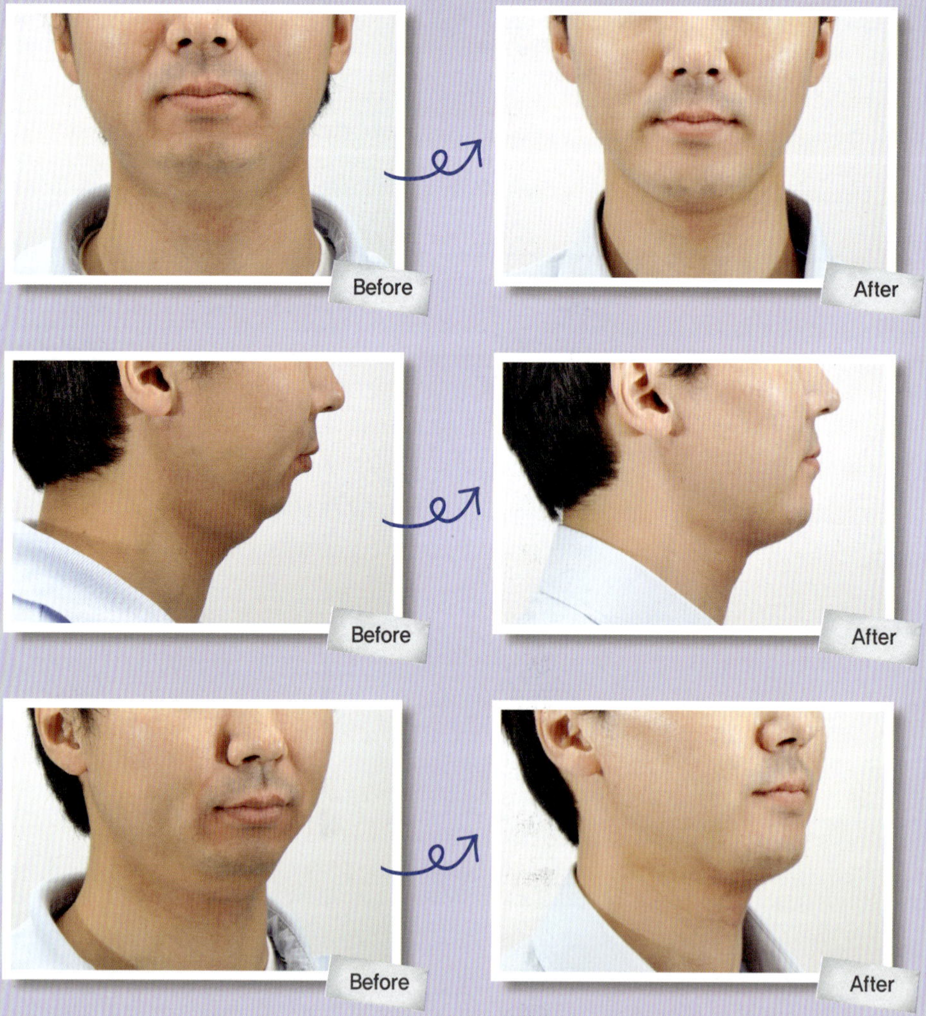

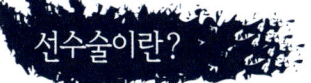
선수술이란?

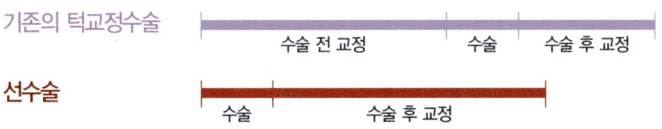

'수술 전 교정 → 턱교정수술 → 수술 후 교정'의 순서를 거치는 턱교정수술의 일반적인 과정에서 수술 전 교정치료 없이 먼저 수술을 하고 수술 후에 교정치료를 하는 방법이 선수술이다. 선수술은 수술 직후 턱의 위치와 치아의 기능이 일상생활이 가능한 범주에 드는 때에만 받을 수 있다. 선수술은 수술로 인해 변화하는 치아교합의 상태를 면밀히 예측하여 수술 계획을 세워야 하므로 일반 수술보다 더욱 정교한 진단과 계획이 요구된다.

부정교합을 가진 사람 중 적잖은 사람이 치료를 포기하는데, 그 이유 중 하나가 1년 반에서 2년가량 걸리는 치료 기간 때문이다. 또한 수술 전 교정치료는 수술 후 최적의 교합을 위해 실시하는 치료이므로 치성보상이 일어난 치아교합을 이전 상태로 돌리는 치료가 진행된다. 이 과정에서 교정치료 전보다 턱의 변형이 오히려 더 눈에 띄게 되므로 외모의 변화를 견디기 어려워하는 경우가 많다. 선수술은 이런 문제를 해결하여 수술 직후 좋아진 모습으로 교정치료를 계속할 수 있다.

그리고 선수술을 하면 환자의 골격적 이상을 먼저 바로잡고 치아교정을 하게 되어 치아의 적응 과정에서 부분가속현상*이라는 생리 현상이 일어나, 교정치료가 수월해지고 기간이 단축되며 치아교합의 결과가 안정적인 데다 빠른 시일에 치료 효과를 확인할 수 있다. 이 같은 장점이 있는 선수술이라도 모든 환자에게 좋기만 한 것은 아니어서 치료 효과를 빨리 얻으려는 목적으로 무조건 적용하면 오히려 부정교합이 심각해지는 부작용이 있을 수 있으니 신중하게 선택해야 한다. 선수술에 관해 간단하게 정리해 보면 다음과 같다.

장점
- 치료 시작과 동시에 외모의 변화를 확인할 수 있다.
- 치료 기간이 단축된다.
- 교정치료 기간 동안 외관상의 불편을 겪지 않는다.

단점
- 수술 후 입이 벌어지게 되어 음식을 씹기가 곤란하다.
- 안면비대칭이 심한 경우, 세밀한 조절을 기대하기 어렵다.

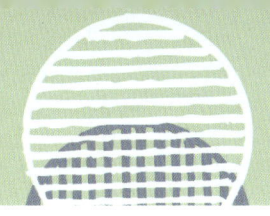

치료 과정

- 치료 상담과 진단, 수술 계획
- 교정 장치 부착 : 수술 시 정확하게 계측하고 고정하기 위해 미리 교정 장치를 치아에 부착한다.
- 수술 : 양악수술의 경우에는 일반적으로 3~4일, 아래턱수술의 경우에는 1~2일 입원한다.
- 물리치료와 악간고정 : 턱이 정상적으로 기능할 수 있도록 수술 후 짧게는 1~2주, 길게는 6주 동안 물리치료를 해야 하며 이때 악간고정을 병행한다. 수술 직후 변화된 모습을 볼 수 있으나, 물리치료와 악간고정을 진행한 이후 부기가 빠지고 좀 더 안정되면 정확하게 확인할 수 있다.
- 수술 후 교정치료 : 위아래 치아가 제대로 맞물리고 좀 더 치밀한 관계가 되도록 조절하며, 교정치료를 통해서도 외모의 변화가 나타나기 때문에 교정이 끝난 이후 변화된 상태에 대해 정확하게 판단할 수 있다.

＊ 부분가속현상 RAP : Regional Accelerated Phenomenon

외과적 손상을 받은 부위가 다른 부위보다 빠르게 회복되는 현상을 말한다. 턱교정수술을 하여 뼈와 연조직에 손상이 가해지면 그 부위의 대사가 빨라져 치아 이동 역시 빨라지는 현상이 나타난다. 5~7개월 정도 지속되며, 이로 인해 수술 후 교정치료 기간이 단축된다.

긴 얼굴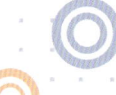

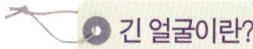

사람의 얼굴 길이는 얼굴 폭의 1.3배 정도가 일반적이며, 이 비율이 넘으면 얼굴은 길어 보인다. 긴 얼굴은 대부분 얼굴의 폭이 좁고 길며, 작지는 않지만 연조직에 비해 긴 턱을 가지고 있어 평상시 입이 완전히 다물어지지 않을 뿐 아니라 잇몸이 많이 노출된다. 긴 얼굴

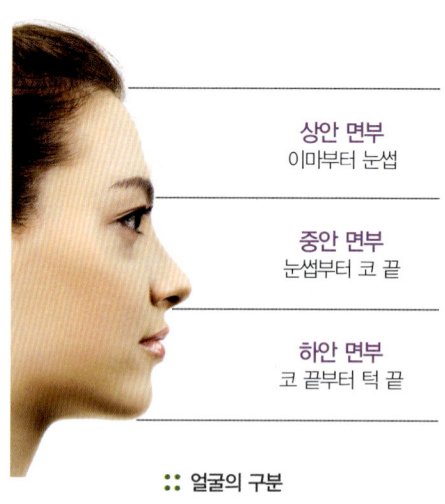

:: 얼굴의 구분

은 대부분 유전적 요인에 의해 생기는데, 중안 면부 눈썹에서 코 끝만 긴 경우와 아래턱까지 긴 경우로 나뉜다. 전자는 중안 면부의 뼈가 정상보다 길게 성장하여 자연히 코가 길거나 코와 입 사이의 거리가 멀어 얼굴의 가운데 부분이 남들보다 길어 보인다. 후자는 부정교합이 함께 나타나는 경우가 많다.

자가 진단

- ☑ 얼굴이 길어 보인다.
- ☑ 눈 밑이 평평해 보인다.
- ☑ 신경을 쓰지 않으면 저절로 입이 벌어진다.
- ☑ 말하거나 웃을 때 잇몸이 쉽게 드러난다.
- ☑ 얼굴의 위 부분에 비해 아래 부분이 유독 길다.
- ☑ 우울해 보이는 인상이다.

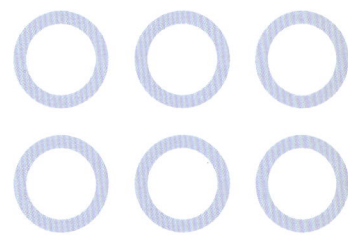

치료법

▌턱끝수술 이부성형술

긴 얼굴의 원인이 지나치게 발달된 아래턱 끝에 있다면 뼈를 절단하여 길이를 줄이는 턱끝수술만으로 좋아질 수 있다. 그러나 원하는 만큼 턱 끝만 줄이기는 어려운 데다 주변 근육과 연조직은 그대로 남아 있어, 실제로 뼈가 줄어든 것보다 눈에 보이는 축소량은 적어 얼굴 길이가 짧아지는 데에는 한계가 있다.

▌양악수술

턱의 변형으로 인한 긴 얼굴은 위아래 턱을 모두 수술하는 양악수술을 통한 얼굴축소술로 효과를 볼 수 있다. 위아래 턱의 길이가 정상적이지 않을 때, 가로 방향으로 위턱뼈를 잘라 내 정상 위치에 고정한 다음 위로 올리거나 뒤로 밀어 길이를 축소한다. 아래턱수술로는 아래턱뼈를 뒤로 이동하여 길이와 크기를 줄인다.

• 위턱 상악 수술

위턱의 성장이 크게 뒤져 앞뒤 방향으로 부족하거나 위아래 길이가 정상적이지 않은 때 또는 안면비대칭의 양상이 있을 때 위턱까지 수술한다.

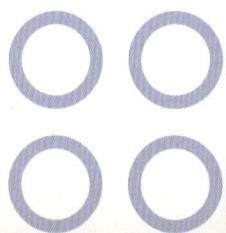

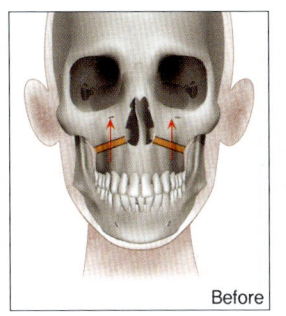
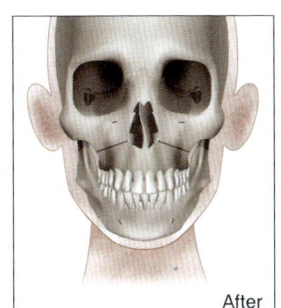

Before / After

- 아래턱 하악수술

위턱의 위치에 맞추어 아래턱을 이동함으로써 안면비대칭을 개선한다. 아래턱의 비대칭 양상에 따라 IVRO법과 SSRO법 두 가지 수술을 동시에 적용하기도 한다.

IVRO법

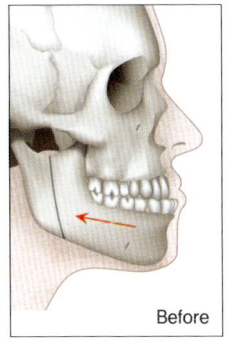
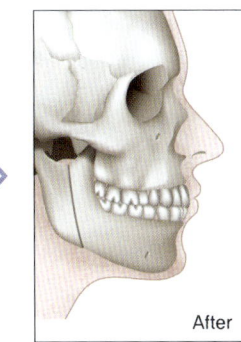

Before / After

SSRO법

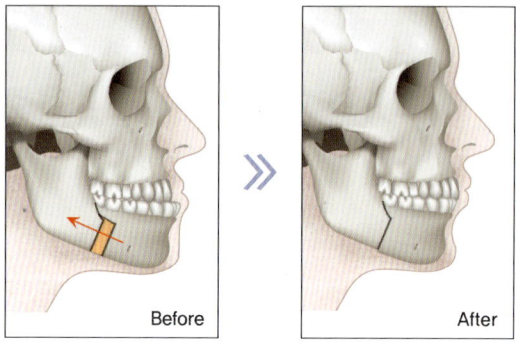

Before → After

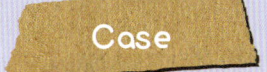

위아래 턱이 긴 경우

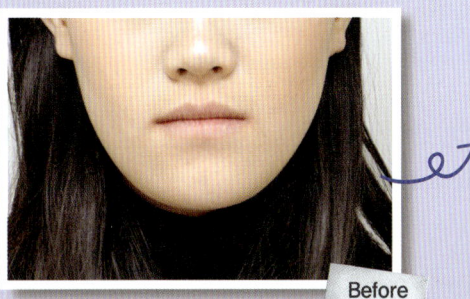
Before

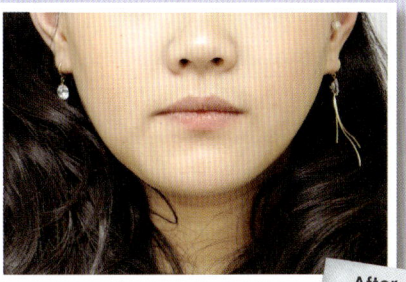
After

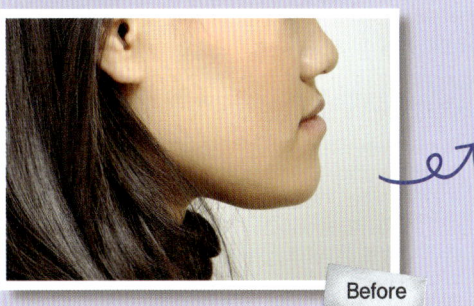
Before

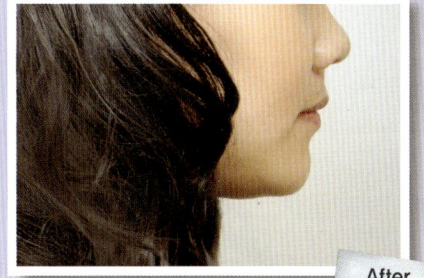
After

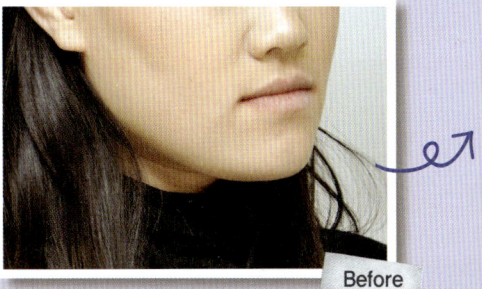
Before

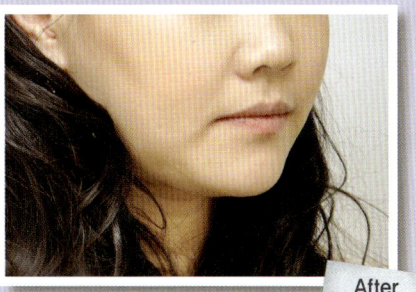
After

안면윤곽수술

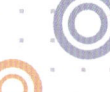
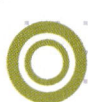

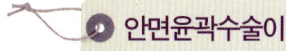
안면윤곽수술이란?

얼굴뼈에 이상이 있어 치료를 필요로 하는 경우는 광대뼈가 도드라지게 많이 나와 있거나 귀밑의 턱뼈가 직각을 이루듯 각이 져 있는 사각턱일 때이다. 광대뼈는 인상을 결정짓는 데 매우 중요한 요소이다. 일반적으로 광대뼈가 많이 나와 있으면, 강한 인상을 주고 상대적으로 코가 낮아 보이는 데다 얼굴은 크고 평평해 보인다. 또한 사각턱 역시 강하고 억센 인상을 주는데, 수술을 하여 턱의 폭을 줄이면 목이 길어 보이는 효과까지 얻을 수 있다.

양악수술로 위아래 턱이 개선되면서 주걱턱이나 돌출입 양상이 사라지면 이전에는 그다지 눈에 띄지 않던 광대뼈가 도드라져 보일 수 있다. 이런 경우 광대뼈수술을 함께 하여 미적으로도 최대한 개선되는 수술을 계획한다. 또한 안면비대칭을 갖고 있는 경우, 좌우 광대뼈의 모양과 위치가 비대칭일 수 있으므로 광대뼈수술을 동시에 진행하여 얼굴 전체의 비대칭을 개선한다.

광대뼈 자가 진단

- ☑ 얼굴이 각이 져 있다.
- ☑ 광대 밑이 움푹 패여 그늘져 보인다.
- ☑ 머리카락으로 얼굴을 가리는 습관이 있다.
- ☑ 억세 보이는 인상이다.

사각턱 자가 진단

- ☑ 얼굴이 사각형이다.
- ☑ 귀밑의 턱선이 각이 져 있다.
- ☑ 머리카락으로 얼굴을 가리는 습관이 있다.
- ☑ 어금니를 물면 근육이 튀어나와 보인다.
- ☑ 여성의 경우, 남성적으로 보이는 인상이다.

광대뼈 치료법

▎광대축소수술

얼굴에는 근육이 거의 없어 뼈의 굴곡이 얼굴에 고스란히 드러나

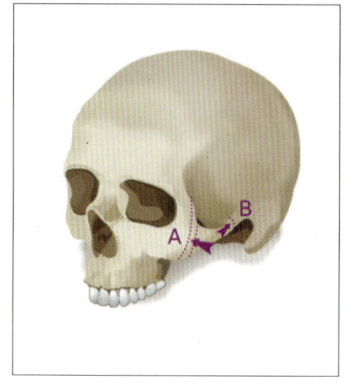

므로 광대축소술만으로도 굴곡을 완화하고 얼굴 폭을 줄일 수 있다. 물론 돌출 정도에 따라 차이가 있지만, 수술 후 갸름한 달걀형 얼굴이 되어 어려 보이는 효과가 있다. 일반적으로 전신마취를 하고 수술하며 1시간가량 걸린다.

광대뼈축소술은 광대뼈를 깎아 다듬는 방식과 잘라 내는 방식의 수술이 있다. 깎는 방식은 변화의 정도가 크지 않기 때문에 잘라 내는 방식의 수술을 더 많이 이용한다.

광대뼈수술을 위해서는 입속 점막, 두피, 귀 앞쪽 등을 절개하여 광대뼈로 접근한다 그림의 A. 광대뼈의 뒷부분을 잘라 내기 위해 귀 앞 부위를 약간 절개하거나 옆머리 부위에서 접근해 들어가 광대뼈를 절골하여 크기를 줄이고 안으로 들어가게 고정하는 것으로 수술은 끝난다 그림의 B.

이 수술로 교정 가능한 얼굴 크기는 한쪽이 약 0.5~1센티미터이므로 결과적으로 얼굴 폭은 약 1~2센티미터 줄어든다.

사각턱 치료법

▌보톡스 또는 고주파 시술

뼈에 문제가 있어 사각턱이 된 것이 아니라 근육이나 연조직이 지나치게 커서 생긴 경우라면 보톡스를 주사하거나 고주파를 이용하여 볼륨을 줄이는 것만으로도 효과가 있다.

▌턱뼈제거수술

아래턱뼈의 각진 부위를 제거하거나 두드러진 부분을 조금 깎아 매끄러운 선을 만든다. 그리고 교근_{광대뼈에서 아래턱뼈로 이어지는 근육으로 아래턱을 위턱으로 밀어붙이는 작용을 하는 저작근의 하나}이 발달하여 턱 양옆이 불룩한 사각턱이 된 경우라면 턱뼈와 함께 근육을 절제하거나 수술

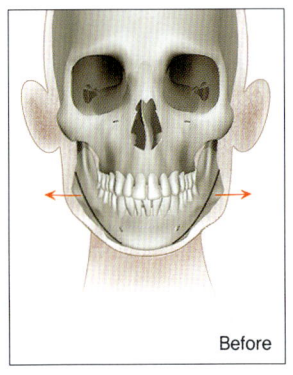
Before

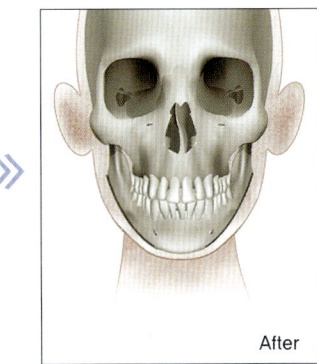
After

전후 보톡스를 주사하는 등으로 근육의 양을 줄이는 시술을 병행한다.

사각턱수술은 전신마취를 하며 1시간가량 걸린다. 입속 점막을 절개하여 아래턱의 각진 부분을 제거하고 다듬어 보기 좋은 윤곽을 만들며, 정면에서 보기 좋은 얼굴을 만들기 위해 아래턱뼈 바깥쪽을 함께 절제하기도 한다.

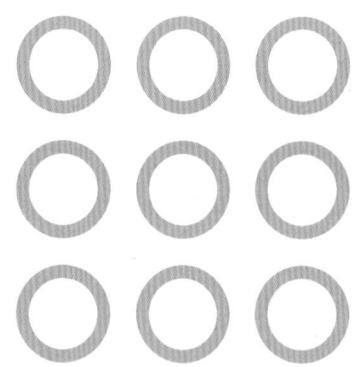

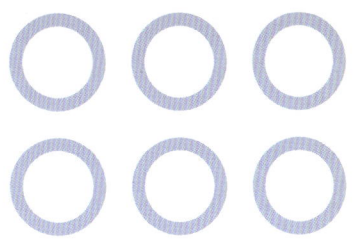

수술 전 **준비**

지금까지 자신의 증상은 어떤 것이고 무엇이 문제인지, 어떤 치료법이 있는지를 알아보았다. 그렇다면 이제 병원을 찾아 상담을 하고 수술이 필요하다는 진단을 받았을 경우, 수술을 하기까지 어떤 준비를 해야 하며 그것들은 왜 필요한지 알아 두도록 하자.

● 수술 필요성에 대한 진단

주걱턱·무턱·돌출입 등의 이유로 수술을 망설이고 있거나 수술을 결심했다면, 전문 병원을 찾아 정확한 진단을 받고 본인의 문제를 해결하기 위한 방법에는 어떤 것들이 있으며 어떤 방법이 적합한지 안내받도록 한다.

● 수술 전 상담

전문의에게 진단을 받고 상담하여 수술을 결정하고 나면 자신이 원하는 변화의 정도에 대해 충분히 이야기한다. 같은 주걱턱이라도 변화를 원하는 정도에 따라 양악수술·아래턱수술 등의 수술 방법 가운데 알맞은 방법을 선택해야 하며, 또 같은 양악수술이라도 개인과 증상에 맞는 수술 계획을 세워야 하기 때문이다. 이때 정확한 진단을 위해 임상 사진과 엑스레이 촬영을 하고 치아본을 채득한다.

▌임상 사진 촬영

얼굴의 변형은 턱뼈의 모양뿐 아니라 주변 근육의 움직임이나 변화 정도에 의해서도 드러난다. 웃거나 입을 다물고 벌릴 때 얼굴 근육이 움직이는 모습이나 얼굴 좌우, 측면 등에서 보이는 변형의 정도를 정확하게 평가하기 위해 임상 사진을 촬영한다.

▌엑스레이 진단

엑스레이 촬영을 하여 턱뼈 변형의 정도와 치아교합, 골격과 연조직의 관계 등을 파악하고 진단한다. 이를 바탕으로 수술 계획인 트레이싱을 진행한다.

▌치아본 채득

수술이 필요한지 여부를 판단하기 위해 치아본을 뜬다. 즉 치아교합의 상태를 확인함으로써 턱뼈의 변형이 미친 영향을 파악하여 수술 전 교정치료가 필요한지, 교정치료를 거치지 않고 수술을 바로 받는 것이 가능한지선수술, 아래턱수술이나 양악수술 중 어떤 수술이 필요한지 등을 판단하는 것이다.

수술 전 검사 ❶

양악수술은 기능과 외모 두 마리 토끼를 모두 잡아야 하는 수술이어서 수술 전 계획과 진단 단계가 매우 중요한데, 수술 계획을 세우는 과정은 다음과 같다.

■ 3D CT 촬영

수술을 하기로 하고 수술법 등을 정하고 나면 본격적으로 사전 준비를 시작하는데 그 첫 단계가 3D CT 촬영이다. 신경의 분포, 뼈의 두께, 혈관의 위치를 정밀하게 확인하여 신경과 혈관이 손상되지 않는 안전한 수술을 하기 위해 입체적인 3차원 촬영을 한다.

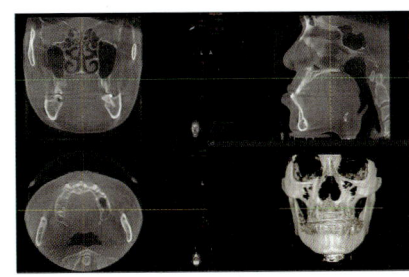

:: 3D CT 촬영

■ 트레이싱

치아교합과 함께 임상 사진, 엑스레이 진단 내용을 바탕으로 턱의 모양, 치아의 교합 상태, 얼굴의 골격을 고려하여 수술 계획을 세우는 과정이다.

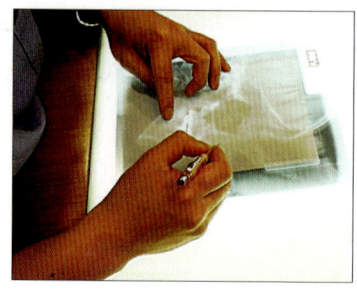
∷ 트레이싱

■ 인상 채득

정확한 수술을 계획하기 위한 모델 수술을 진행하고 수술 중·수술 직후 턱을 고정하기 위한 웨이퍼라는 장치를 제작하기 위해 치아본을 뜨는 작업이다.

■ 안궁 이동

양악수술은 위아래 턱을 이동하는 수술이어서 두개골과 연결된 위턱의 위치를 정확하게 잡는 것이 대단히 중요하다. 위턱의 위치를 제대로 잡기 위해 안궁facebow이라는 장치를 이용해 환자의 눈에서 위턱까지의 길이와 각도를 정확하게 측정한다.

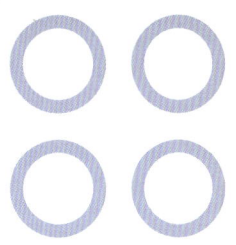

■ 마운팅

안궁 장치를 이용해 위턱의 위치를 측정한 뒤 이것을 교합기 위에 정확하게 옮기는 작업이다.

■ 모델 수술

인상 채득 단계에서 준비한 치아 본으로 모델 수술을 실시함으로써 턱의 구조와 각도, 모양에 미치는 영향 등을 미리 파악한다. 3D 입체본을 이용하여 모의 수술을 진행하면 실제 수술에 대한 구체적이고 실제적인 계획을 세워 수술 결과를 0.1밀리미터의 오차까지 파악하여 반영할 수 있다. 따라서 성공적인 수술을 위한 필수 단계이다.

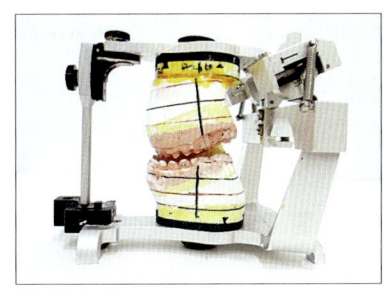

:: 마운팅과 모델 수술

이로써 원하는 결과를 얻는 성공적인 수술을 위해 의사가 알아 두어야 할 정보를 확보하는 단계는 마무리된다. 그러고 나면 환자의 안전과 건강을 위해 수술 전에 파악해야 하는 정보를 얻는 준비 단계에 들어가는데, 양악수술은 전신마취를 하기 때문에 사전에 몇 가지 검사가 필요하다.

수술 전 검사 ❷

전신마취를 하면 의식이 없을 뿐 아니라 자신에게 유해한 자극에 반사하지 못하고 근육이 이완된다. 쉽게 말해 아주 깊은 잠을 자면서 외부의 자극에 반응하지 못하는 동시에 통증을 전혀 느끼지 못하는 상태가 되는 것이다. 안전한 전신마취를 위해서는 건강 체크가 필수이며, 이를 위해 심전도 · 흉부 엑스레이 · 혈액 검사 · 혈압 검사를 하여 건강상 문제가 없는지 확인하는 과정을 거쳐야 한다.

수술 전 준비

▎컨디션 조절

양악수술은 수술 전 준비를 하는 데에 적잖은 시간이 소요되는 것은 물론 수술 후 회복에도 짧게는 2개월, 길게는 6개월 정도의 시간이 소요된다. 수술 당일을 위해서도 그렇지만 수술 후 순조롭게 회복할 수 있도록 컨디션을 조절하는 게 중요하다. 특히 코감기에 걸리지 않도록 조심한다.

■ 호흡을 위한 관리

수술 후 입속이 모두 붓고 회복 과정 중에는 대부분의 경우 입을 묶어야 하므로 입으로 숨 쉬기가 곤란해지는데, 코감기에 걸려 코가 막히면 호흡하기가 더욱 어려워진다. 평소 코로 호흡하는 데 아무 문제가 없던 경우라도 일부 환자는 코 호흡에 불편함을 호소한다. 부기도 부기지만 수술 후 원래 숨을 쉬던 숨길이 달라져 새로운 호흡 방식에 적응해야 하기 때문이다. 그래서 수술 전에 코감기에 걸리지 않도록 당부하는 것이다. 만약 비중격(콧구멍을 둘로 나누는 벽이 휘어져 있는 비중격 만곡증이나 만성 비염이 있다면 양악수술 전에 충분히 치료를 받아 두는 것이 도움이 된다.

■ 사랑니 발치

경우에 따라 다르지만 사랑니가 수술에 특별한 영향을 미치지 않는다면 굳이 발치하지 않아도 되며, 발치가 필요하다면 수술 3개월 전이나 수술 후에 하는 게 좋다. 수술을 앞두고 있는데 사랑니가 나려고 한다면 의사에게 상담하여 발치 계획을 세우는 것이 좋다.

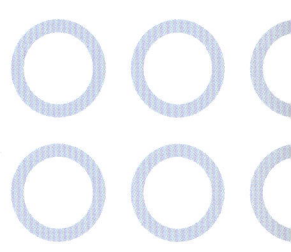

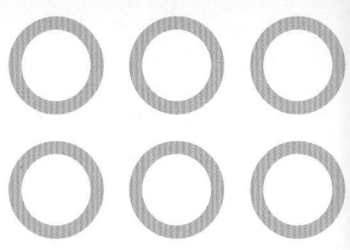

수술과 수술 후 회복

어렵게 수술을 결심했는데, 수술날이 다가올수록 겁이 나고 과연 원하는 대로 좋은 결과를 얻을 수 있을지 걱정스러운 게 당연하다. 하지만 수술이 어떤 순서로 이루어지고, 수술을 하고 난 후에는 어떤 과정으로 회복되어 가는지를 이해해 둔다면 걱정할 필요가 없을 뿐 아니라 치료에 도움이 되어 만족스러운 결과를 얻게 된다.

입원에서 퇴원까지

■ 입원

어린이용 칫솔, 휴지, 물티슈, 속옷 상의는 민소매, 가벼운 겉옷, 수건 1~2장, 퇴원 시 입을 편한 옷과 모자 등을 챙겨 당일 아침이나 전날 입원한다.

■ 수술 당일

수술 중 위아래 턱의 위치를 확인하여 안전하고 정확한 수술을 하는 데에 반드시 필요한 수술중웨이퍼를 맞춘다.

▌수술실 입장

전신마취를 하며 수술을 시작하여 양악수술과 필요에 따라 광대축소술, 턱끝수술을 함께 한다.

▌회복실

수술 후 회복실에서 마취가 깨기를 기다리며 호흡 등 상태가 안정된 것으로 판단되면 입원실로 이동한다.

▌악간고정

수술 직후에는 부기가 심하고 숨 쉬기도 불편하지만, 자가 호흡이 수월해지면 바로 악간고정을 실시한다. 그리고 수술 2주 후부터는 탈부착이 가능한 부드러운 소재의 악간고정 장치로 바꾸어 스스로 풀고 묶을 수 있게 된다. 말하거나 식사할 때는 고정 장치를 풀고 쉬거나 잘 때는 묶는 식으로 조절하여 일상생활에 불편을 겪지 않도록 하는 것이다. 악간고정을 시작하는 시기나 유지하는 기간, 소재와 방법은 병원마다 차이가 있을 수 있다.

▌퇴원

수술 후 자가 호흡에 아무 문제가 없고 몸 상태가 어느 정도 회복되었다고 판단되면 퇴원하는데, 일반적으로 아래턱수술은 2일, 양악수술은 4일 정도 지나면 퇴원한다.

수술 후 회복 및 통원 치료

양악수술 중 IVRO법 수직골 절단술으로 아래턱수술을 한 경우를 예로 들어 보겠다.

▌수술 후 1주, 실밥 제거
입속의 봉합사를 제거한다. 수술에 사용하는 실은 녹기까지 3~4주 남짓 걸리나, 양악수술 환자는 수술 후 한동안 구강 관리가 쉽지 않으므로 이 실이 녹기 전에 제거해야 한다. 왜냐하면 매듭 틈새에 세균 등이 증식하여 염증을 일으킬 수 있어 이를 예방하기 위해서이다.

▌수술 후 2주, 탈부착 가능한 악간고정으로 교체하고 물리치료 시작
• 악간고정

수술 전에 교정과에서 치아에 부착한 장치와 수술 병원에서 제작한 웨이퍼를 이용하여 위아래 턱의 위치를 고정하는 과정으로, 정상교합의 조건을 갖춘 아래턱뼈의 운동을 유도하여 빠른 시간에 턱의 기능을 회복하고 안정적 위치에 고정되도록 한다. 퇴원 시에는 단단한 재질로 된 장치로 악간고정을 하지만, 보통 수술 2주 후부터는 고무 소재의 부드러운 장치를 이용하며 말하거나 식사할 때 탈부착이 가능하다. 회복기가 진행될수록 고정 장치를 풀 수 있는 시간이 길어진다.

- 물리치료

물리치료는 수술 후 근육이 변화에 잘 적응하도록 하고 정상교합의 조건을 갖추도록 아래턱뼈를 운동하는 과정으로, 빠른 시간에 아래턱의 기능이 회복되고 위치가 안정되어 개방교합이나 수술 전 상태로 되돌아가려는 회귀 현상 같은 합병증이 오지 않도록 예방하는 데 도움이 된다. 수술을 하고 나면 처음에는 손가락 하나가 겨우 들어갈 정도밖에 입을 벌릴 수 없는데, 물리치료를 하여 점차 근육이 자리를 잡으면서 입을 크게 벌릴 수 있게 한다.

■ 수술 후 3주, 웨이퍼 탈착

수술 직후 제작해 둔 웨이퍼를 수술 후 3주까지 치아 사이에 고정해 놓는데, 수술 후 3주에 접어들면 웨이퍼를 뺐다 꼈다 할 수 있다. 웨이퍼 탈부착이 가능해지면 말하고 음식을 먹기가 한결 수월해진다.

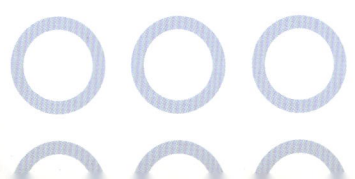

■ 수술 후 4주, 교합 체크

수술을 통해 새로이 자리 잡은 교합의 위치가 좋은지 확인한다. 이 때도 물리치료를 계속해야 한다.

■ 수술 후 6주, 사진 촬영 및 교정치료

이 시기가 되면 부기가 어느 정도 가라앉고 턱과 근육은 적응되므로 병원을 찾아 상태를 점검하고 수술 후 교정치료를 시작한다. 이미 여러 차례 강조했지만, 양악수술의 가장 중요한 목적은 기능적인 회복에 있으며 그 다음이 외모의 개선이다. 그러므로 수술을 전후하여 교정치료가 필요할 경우 반드시 진행해야 한다.

웨이퍼란?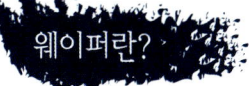

수술 중 사용하기 위한 수술중웨이퍼와 수술 후 사용하기 위한 수술후웨이퍼, 두 개의 웨이퍼가 필요하다.

수술중웨이퍼

사람마다 치아교합은 특유의 모양을 하고 있다. 이를 이용하여 수술에 사용할 웨이퍼를 만들어 수술 중에 치아 사이에 끼워 아래턱 위치를 기준으로 위턱의 위치를 새로이 잡는다.

수술후웨이퍼

수술을 하면 위아래 턱은 수술로 위치가 달라지지만 주변 근육, 연조직 등은 이 변화를 정확하게 인지하지 못한다. 수술 전에 실시하는 모델 수술을 통해 달라지는 턱의 위치와 그에 따라 달라지는 치아교합을 파악해 놓고, 수술후웨이퍼를 이용하여 악간고정을 진행하면서 달라진 턱의 위치를 주변 근육과 연조직이 인지할 수 있도록 한다.

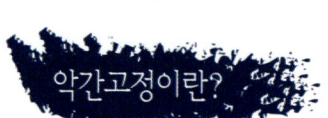

악간고정이란?

입묶음이라고도 부르는 악간고정은 양악수술 후 좋은 결과를 얻는 데 반드시 필요한 과정으로, 수술 전 치아에 부착한 장치를 이용하여 위아래 턱의 위치를 고정하는 것이다. 이 과정은 정상적인 교합의 조건을 갖춘 아래턱의 운동을 유도하여 턱이 하루빨리 기능을 회복하고 안정적인 위치에 고정되도록 돕는다. 또한 악간고정을 함으로써 수술 후 다시 입이 벌어지거나 수술 전 상태로 되돌아가는 등의 문제가 생기지 않도록 한다.

양악수술을 받고 나면 크기와 위치가 달라진 턱뼈를 둘러싸고 있는 근육과 연조직은 이 변화를 받아들일 준비를 해야 하는데, 이것을 돕는 것이 바로 악간고정이다. 다시 말해 턱뼈, 연조직, 근육이 가장 편안한 위치에 새로이 자리 잡도록 하는 것이다. 단순히 뼈의 위치가 달라졌다고 턱과 치아가 기능을 회복하는 것이 아니라 씹는 데 도움을 주는 근육, 움직임을 담당하는 근육과 연골·관절이 변화된 턱의 위치에 적응해야 비로소 가능해진다. 이를 위해 수술 후 회복 기간 동안 부드러운 음식을 섭취하며 턱과 치아의 기능을 회복하고 악간고정으로 깁스한 것과 같은 안정 효과를 얻는다. 그리고 물리치료를 하여 턱이 서서히 새로운 위치에 적응하여 기능적인 개선이 이루어지는 것이다.

아래턱을 고정하지 않는 IVRO법(수직골 절단술)으로 시술한 경우에는 악간고정을 통해 생리적 평형을 유지하면서 턱의 위치가 교정되므로, 수술 후 턱관절 질환을 유발하지 않고 좀 더 편안하게 회복된다는 장점이 있다.

SSRO법 시상골 절단술으로 수술한 경우에도 악간고정을 하는 것이 수술 후 경과나 안정성 면에서 좋다.

일반적으로 수술 후 회복되어 갈수록 악간고정을 하는 시간은 점차 짧아지지만, 악간고정을 하는 기간이나 방법과 시간 그리고 물리치료 방법 등은 병원에 따라 그리고 수술 내용에 따라 다르다.

수술 후 시기	악간고정 시간
수술 직후~2주	1일 23시간, 식사하고 양치질할 때 외에는 항상 한다.
2주~3주	1일 12시간, 하루의 절반가량은 한다.
3주~4주	1일 10시간, 잠잘 때는 반드시 하고 낮 동안에는 4~5시간 한다.
4주~6주	1일 8시간, 잠잘 때는 반드시 하고 낮 동안에는 1~2시간 한다.

선생님, 양악수술 해야할까요?
깐깐한 구강외과 김기정의 양악수술 설명서

2013년 3월 30일 초판 1쇄 발행

지은이　　김기정
펴낸이　　고화숙
펴낸곳　　도서출판 소화
등록번호　제13-412호
주소　　　서울시 영등포구 영등포동 94-97
전화　　　02-2677-5890(代)
팩스　　　02-2636-6393
홈페이지　www.sowha.com

ISBN 978-89-8410-449-5　13590
값 13,000원

ⓒ 김기정 · 도서출판 소화, 2013
사진 ⓒ 위즈치과, 2013
일러스트 ⓒ 도서출판 소화, 2013

이 책은 저작권법에 따라 보호받는 저작물이므로 무단전재와 무단복제를 금지합니다.
이 책의 내용 일부를 이용 또는 인용하려면 반드시 저작권자의 동의를 받아야 합니다.
잘못된 책은 바꾸어 드립니다.